Chinese Creation

食物重健

上上醫的叮嚀 2

張燕 著

華品文創出版股份有限公司
Chinese Creation Publishing Co.,Ltd.

出版序

張燕醫師的第一本書《食物重健——上上醫的叮嚀》自二〇一五年十一月出版後，短短不到半年，首印量二萬本售罄，相較於一般市場上健康類的圖書，張醫師的書銷售成績驚人，持續再刷。主要是張醫師推廣的「食物重健」觀念，得到多數人的認同，一傳十、十傳百，已樹立良好口碑。

張醫師在第一本書中也同時提及她的願望，有近程目標、中程目標、以及遠程目標：

1.近程目標，是衛教優先。她希望癌症患者的數量，能降至最低，依照她開的食物單來吃，若有確實遵守食療原則，再配合醫院的治療，雙管齊下，一定會改善。對於隱性的患者，她希望他們能改變飲食，照建議的食物單吃，以後就減少發生癌症等問題。

2.中程目標，是演講。她希望經由書的出版，能夠幫助更多的人，透過她的演講，讓更多人不再面臨擔憂癌症的問題。如果環境已經如此惡劣，我們就要自救，要了解及認識每種食物的優劣、成份及功效。有些東西我們誤食了，是可以解的。

3.遠程目標，她的願力，是希望全球都茹素。人類要愛護地球，地球這位母親已經在哭了。地球已暖化嚴重、動物排放的二氧化碳太多了，我們再去養牠，牠就會排放更多的糞便，而這些糞便將造成更多的污染，地球的暖化會更加嚴重，所以她希望大家都茹素，良善的循環，身體才會健康。此外，張醫師呼籲政府及各大醫院能將素食者與葷食者的血液分開管理，因為她發現：素食者接受輸血時，輸入的血液若是葷食者的血液，則全身的血液都是混濁的，此情況將妨礙茹素者的健康恢復。

近程目標：衛教，很早就已進行，也徹地落實了，很多患者獲得了張醫師的衛教協助，身體改善了，也畢業了，歡喜地將「食物重健」的養生觀念運用到日常的生活裏，與家人及親友分享，朋友若不幸罹患病痛，也建議他們接受張醫師的衛教諮詢，大部分的患者都抱著感恩的心情，恢復了健康。

中程目標：演講，經由《食物重健》書的出版，張醫師馬不停蹄的接到國內外很多演講的邀約，台灣北中南的演講不斷，特別是慈濟高雄靜思堂的演講，半年內有三度邀請。海外有新加坡二度、馬來西亞二天二度的邀請。中國大陸有更多讀者及患者，需要張醫師的衛教諮詢，讓張醫師智慧的精華、救人的寶典，普及更多需要的人。

遠程目標：全球茹素。這個目標是有些難度，這也是《食物重健》這本書，要繼續出版的理由。我們在第一本書裏提及的十大癌症及諸多疑難雜症，已提供正確飲食的須知，那些食物可以吃，那些食物不可以吃，協助很多患者獲得改善，重症患者，透過諮詢報名，幸運的獲得張醫師親自的衛教協助，好得更快，但是很多輕度或中度的患者，排不上的，張醫師希望透過書的內容，可以先得到預防，先看到書，照著飲食，身體就可慢慢恢復，茹素當然是最要緊的，但是一般人除非痛下決心，否則難以實踐。主要是美食的誘惑太多，需要一定的定力。這一切都需從觀念的革新開始。

第二本書《食物重健——上上醫的叮嚀2》的誕生，張醫師更進一步，將每場演講的主題，從深度及廣度做更豐富的解說與彙整，告訴大家牙周病引起之全身疾病及其他病變，令人吃驚，沒有想到牙齒的清潔如此重要，牙齒的不良，造成牙周病的產生，細菌蔓延到全身各部器官，日積月累，各種癌症病因就種下了，等到發現時，已經是第三、第四期，為時已晚，生命也走到了盡頭。張醫師衛教諮詢不倦，將更多的食物拿去化驗，讓更多癌症患者重獲健康，這樣的「上上醫」來到世間，彷彿佛陀再現的醫心、醫德，樹立了醫者典範，我們願意將張醫師一本又一本的好書，推廣給更多需要的朋友，若能及早預防，知行合一，即可遠離疾病。

祝福大家天天健康！

目錄

第二章 體內的隱形殺手：牙周病

第三章 吃對食物——什麼該吃?什麼不該吃?

第四章　食物重健、身體重整的見證分享

導言

《食物重健》出版叢書，主要強調：食物只要重整，功能就能重健。所以我們會不斷地提醒大家注意，選擇新鮮的食物，適當的料理、飲食，只要營養充足，受損的器官通過細胞的不斷「新陳代謝」和「自我修復」，經過一段時間，受損的組織和器官就會被「良性轉換」。我們必須支持自己的細胞，完成這種「良性轉換」，維持健康。當營養充足後，有一些良好的生活習慣仍需要注意及養成，比方說，勤洗手、勤刷牙、勤梳理，保持身心靈的整體完美與健康。在衛教裏，這些習慣的教育與學習，佔有很重要的比例，特別是勤刷牙，很多人不是特別注重口腔的清潔，飯後不一定刷牙，睡前也沒有刷牙、或使用牙線的習慣，導致細菌滋生，侵害身體機能，日漸衰弱，疾病叢生，不得不在此提醒大家。

我們最近看到一則日本醫學報導，「恐怖家庭醫學：牙齦出血要注意特集」，不得不讓我們正視牙周病，這則報導的故事是：

在水管維修公司上班的小川伸一，今年五十八歲，他從事這行已經四十年了，非常的資深，小川在工作上十分細心深獲好評，但是對於自身的事情，卻是漫不經心的，挺著凸出的大肚子，還頂著一頭亂髮，醫生已經叫他戒菸了，但他也照抽不誤，此外，每次刷牙時牙齦都會出血，他也覺得無所謂，這種情況，前前後後已經有十年之久了，有一天老婆看到她刷牙，見到洗手台說：「怎麼這樣啊，一片紅通通的。」小川說：「這有什麼好驚訝的呀。沒什麼大不了的啦。」老婆說：「你最好去給牙醫看一下吧。」小川說：「妳別大驚小怪了。我又不會痛，沒事的。只不過是牙齦出血，何必如此大驚小怪的。」小川心裏只有這樣的想法。他沒想到，如此輕忽的想法，竟然會導致恐怖的結局。真的非常恐怖的牙齦出血（受保護的惡魔），就在某天早晨，吃早餐的時間，小川一早到飯桌，跟女兒說：「早安，妳今天怎麼這麼早啊？」只見女兒一臉很嫌棄的樣子，小川說：「怎麼了嗎？我說了什麼不對的話了嗎？」女兒直白道：「爸爸你最近都有口臭耶。」小川滿臉尷尬，女兒說出令他震驚的話。還自己用手捂著口聞了聞，是否真有口臭？過去從來沒有人這樣說過。小川心想：是因為昨天睡覺前沒有刷牙嗎？

事實上，小川最大的嗜好，就是在睡前小酌一番，他怕酒醒過來，所以經常不刷牙就去睡覺。可是那天晚上起，小川竟然很努力的刷牙，老婆看到說：「哎喲，最近怎麼晚上都有刷牙呢！」看來女兒說的話，真的讓小川很震驚，後來他連飯後也一定記得刷牙。不過，這時已經來不及了。

時間又過了一年，小川仍然時常刷牙，但是牙齦出血及口臭的狀況，仍然持續沒有改善，不過既然有好好刷牙，小川自我安慰說：「大概天生就是這樣吧。」小川這時仍然沒有想得太多。有一天早餐，而正好在這個時候，小川又出現另一個異狀，老婆看到小川說：「咦，你怎麼不吃了呢？」小川面有難色說：「我覺得有些反胃。」小川以前早晨總是食慾旺盛，但是最近卻經常覺得反胃，老是吃不下東西。老婆說：「老公你還滿神經質的嘛。」小川心想：「是嗎？最近工作忙碌，可能因此胃出了毛病吧。或許應該少喝點酒吧。」小川只是這樣稍微想了一下。他萬萬沒想到這個異狀，正是病魔下達的最終警告。（稍後將邁向恐怖的結局）。

小川出現反胃現象的數天之後，這一天他仍像往常一樣，到處去修理水管，他當然不可能因為胃不舒服就請假不去工作，在到了工作現場，正要準備修理時，就在這個時候，小川覺得，他的胸口好像突然被棒球打到一般，感受到非常強烈的疼痛，緊接著，整個人仆倒在地上。小川立刻被送去醫院急救，但是他就這樣撒手人寰了。小川突然的死亡，到底是什麼原因造成的呢？病名是：心肌梗塞。

所謂的「心肌梗塞」，是由於某種原因，造成心臟血管的堵塞，於是心臟的肌肉壞死，最壞的狀況會導致死亡的恐怖疾病，主要的原因是動脈硬化。

小川長年有抽菸的習慣，又嗜吃高熱量的飲食，可能因此導致動脈硬化，不過小川的情況在經過詳細的檢查後，在造成死因的堵塞的血管中，發現了某種驚人的東西，那就是：牙周病菌。不過為何在口中的細菌會藏在心臟裏呢？這其中潛藏著某種疾病，病名：牙周病。

所謂的「牙周病」，就是在牙齒與牙齦之間的溝槽，也就是牙周囊袋內有牙周病菌繁殖，造成牙齦發炎的疾病，據推測日本人約有七成患有牙周病，是日本的國民病之一，事實上有學者於去年（二〇一五）十一月，在美國所發表的論文中提出：患有重度牙周病的話，會提高心肌梗塞的風險，這是非常令人震驚的事實。

這到底是為什麼呢？其實這與牙周病菌令人驚訝的作用有關。原本由於不常刷牙等原因，造成牙周囊袋內滿是牙周病菌，牙周病菌的毒素因而破壞牙齦，牙周囊袋會愈來愈深，於是牙齦開始出血，而這種情況置之不理的話，就會出現口臭等症狀，到了這種情況的話，有部分的牙周病菌，就會經由淋巴管侵入血管之中，當然進入血管內的牙周病菌，大部分會被白血球消滅掉，然而有部分的牙周病菌，卻具有逃過白血球攻擊的特質，這種特質就是：進入血小板之中；牙周病菌藏在血小板中。而且一旦牙周病菌進入血小板，血小板便會發生異常，彼此聚集在一起，很容易凝聚成塊，也就是說，一旦牙周病菌進入血小板中，血小板將很容易形成血栓。因血小板有凝血與止血的功能。

小川也是因為多年的牙周病未接受治療，造成藏有牙周病菌的血小板，在體內不斷增加，在全身的血管內流動，最後血小板抵達的地方……，是的，就是心臟。而多年來的生活習慣，導致發生動脈硬化的部位，不斷有血栓附著在上面，造成血管完全堵塞，因而引發了心肌梗塞。不過小川自從被女兒說他有口臭之後，每次飯後必定會刷牙，但為何仍會導致牙周病惡化的後果呢？牙周病菌在牙周囊袋尚淺時，還可以依靠刷牙將病菌刷除，但是當牙周囊袋過深之後，牙刷便無法刷除這些細菌，也就是說，一旦牙周病惡化之後，沒有專科醫師的治療，是無法治癒的，所以一旦發現自己有口臭，或是牙齦會出血的話，千萬不要猶豫，應該立刻去看牙醫，接受牙周病治療是很重要的。

牙周病引起之全身疾病有哪些？男性，可能導致：(1)腦血管中風、動脈硬化(2)口腔癌(3)冠狀動脈硬化、心肌梗塞、細菌性心內膜炎(4)細菌感染肺炎、慢性阻塞性肺部疾病(5)糖尿病(6)肥胖(7)攝護腺癌(8)不孕症。女性，可能導致：(1)腦血管中風、動脈硬化(2)急性細菌感染肺炎、慢性阻塞性肺部疾病(3)冠狀動脈硬化、心肌梗塞、細菌性心內膜炎(4)糖尿病(5)胎兒早產(6)不孕症(7)骨質疏鬆(8)風濕性關節炎。

接著，牙周病菌引起的其他病變，可能有：(1)頭痛(2)50肩(3)腸胃蠕動緩慢(4)口臭(5)肝病(6)視網膜剝離(7)耳神經痛(8)耳鳴(9)心血管疾病(10)敗血症(11)糖尿病(12)淋巴癌(13)呼吸道疾病(14)腎臟病。

牙周病菌是一種細菌感染，從口腔蔓延到全身器官，使器官疾病惡化。等到牙周病菌蔓延至各器官，為時恐晚矣，一定要注意。因此牙齒要如何保健？牙周病如何預防？我們將在本書中，多花一些篇章，為大家一一解說。

第一章 上上醫的叮嚀 續篇

本章由作者之演講內容整理集結

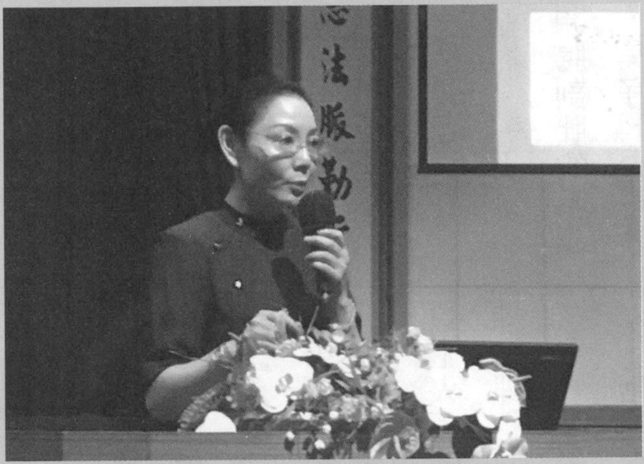

食物只要重整，功能就能重健

與土地共生息，環保精質化，清淨在源頭。

在很多次演講及衛教的場合裏，我不斷地強調，我們應該要重視地球這個母親，唯有我們生存的土地健康，才能種植新鮮的蔬菜與水果，也才能餵養我們廣大的人類及動物，永遠尋求良善的循環，與土地共生息。

我們的環保要更精質化，清淨在源頭。我們參與慈濟的工作，深刻瞭解：慈濟除了環保志工的投入外，在各項建設中更融入環保概念，所有建築的特色，皆以愛護環境大地為優先考量。早年在尋覓慈濟醫學院校地時，曾經有人願意提供花蓮鯉魚潭附近的土地，但證嚴上人婉拒了，理由是：山水極美，不忍破壞。

一九九九年九二一大地震過後，證嚴上人不斷宣導一個觀點：「地球是一個大乾坤，人體是一個小乾坤。」大、小乾坤道理相同，假如人體血流不止，就會危及性命；挖山鑿洞就像開腸剖肚的手術，挖到水脈如傷及血管，都會讓大乾坤生態的健康一寸寸受到破壞，美好的大自然被人為無限制地開發，好比健康者遭受無病開刀，讓人不忍與擔心。

森林是地球的肺部，人的肺部若是濁氣排不出，氧氣吸收不夠，健康就會亮紅燈。種樹是為了保護大地之母的肺部功能，樹木納垢吐新，可平衡空氣及維持萬物生命。種樹亦能涵養水分，根部可抓緊地表使土壤不被沖刷，是水土保持的重要關鍵。

有了良好的土壤，蔬菜及水果的種植，皆能按照春夏秋冬四時生長，我們也能吃到當季新鮮的蔬果；購買與食用新鮮、在地、當季的蔬果與作物，對人體有益。過早或過晚出現在市場的蔬果都不適宜人們食用。蔬菜水果成長於適當的氣候土壤，吸飽天地精華，自然長得好又新鮮，營養充足。價格也因為當季盛產，產量大而便宜。當我們吃了新鮮的食物，身體好了，排泄物也正常，對環境也是一種保護。這樣良善的循環，對土地也是健康的。

還有，人體的皮膚能在炎夏正常排汗、宣洩體熱，寒冬吸收熱能，自我調節。大地亦同，若地表都被水泥及柏油覆蓋，水分不能回流入土，地底熱氣也無法向外宣洩，就無法發揮呼吸、排水、散熱的功能。可見人與環境的關係，如此密切，一點都不能馬虎。

由於大家對於環境愈發地重視，在綠化的觀念下，許多建築中，必定會大量植栽草樹，設計中思考及注入人與環境結合的元素，如慈濟的靜思堂會鋪設連鎖磚，讓雨水滲透入土，讓大地呼吸，同時水資源也能獲得循環再利用；另外，設置雨水回收系統和各項節水設施，以應用太陽能輔助裝置的熱泵系統取代傳統鍋爐設備，使用太陽能路燈等，以達到節約能源之效應。再則，建築物配置上，重視自然採光與通風，節約電燈耗能，減少或不用冷氣，讓人與大自然相處，也與地球同生息。

上人也說：「救世要先救心；想影響天地，則先影響心地。」人人都希望自己身體健康，亦盼天下無災難、風調雨順，這一切都需要從自我心靈做起；環保就是調養大地、修行心地的功夫。「愛護我們賴以生存的地球，是責任也是使命——身行環保，保護生態，作大地的農夫；不受欲念束縛，知福、惜福、及時造福，作心地的農夫。人人用心照護大地與心地，才能平安與地球共生息。」

從大地環保到心靈環保，慈濟倡導健康飲食，茹素，使用公筷母匙，注重餐桌禮儀，推動「心寬無煩惱，素齋疾病少，食物重環保，儀禮氣質好」（心素食儀）的生活觀。將生活基本需求的飲食，提升到心靈精神層次。

環保意識落實日常生活，深印在思想觀念中，常存對大地的疼惜之心，為降低溫室效應，上人遂呼籲大眾生活中減少「碳足跡」，倡行「簡約」的生活，提升道德觀念，積極推動「克己復禮」運動。

「克己」，就是克服自我欲念；若是人人不能克制自己享樂的欲望，處處浪費資源，不僅損害自己的身體，也對地球造成損傷。「復禮」，人與人之間美在哪裏？就是「禮」，有禮才能表達出自我的修養，朝向有禮的社會邁進，提升人文氣質，復興尊師重道、孝道等傳統禮儀。

若能如此，相信未來的生態一定會改變，人人愛心共聚，溫室效應、異常氣候，都會慢慢地緩和，社會也能一片祥和。

食物重健的保健理念

食物健康化，清淨在源頭，注重食物安全。

三餐以全穀如大麥片及糙米為主食，提供身體適當的熱量，可以幫助維持血糖，保護肌肉與內臟器官的組織蛋白質。多選用高纖維食物，促進腸道的生理健康，還可幫助血糖與血脂的控制。少油、少鹽、少糖，多攝食鈣質豐富的食物並多喝開水。均衡攝取六大類食物，尤其要吃足夠的蔬菜、水果、全穀、豆類、堅果種子及低脂乳製品。

食物的正確「選擇」是當前飲食的重要習慣。希望大家以「素食」為主，盡量少葷食，若能做到全素最好。我在第一本書裏面提到，希望大家都茹素，如果吃葷，生產者及畜牧業者就會養更多的動物，以滿足人類的口慾需求，動物排放的二氧化碳，已污染地球，造成地球暖化現象，對我們的生存及環境大大不利。

消費者必須要主導食物的安全。這幾年食品安全的問題層出不窮，消費者非常無奈，上架的食物，不一定都是安全的，即使經過檢驗，也有很多法律漏洞，以致生產者有作惡的機會，為了降低成本，擅自加工把原本「純良」的食材稀釋或加上化學添加物，致使人類長期食用後，造成身體負擔、疾病叢生，特別是癌症患者的數量及疾病種類在近幾年竄昇快速。

癌症，也就是惡性腫瘤，即細胞不正常增生，且這些增生的細胞可能侵犯身體的其他部分。癌細胞除了分裂失控外，還會局部侵入周遭正常組織甚至經由體內循環系統或淋巴系統轉移到身體其他部分。不是所有的腫瘤都會癌化，有些細胞增生不會侵犯身體其他部分，稱為良性腫瘤。癌症常見的徵象與症狀包括新發生的腫塊、異常的出血、慢性咳嗽、無法解釋的體重減輕、以及腸胃蠕動的改變等等，但其他疾病也可能會出現這些症狀，因此發現這些症狀並不一定表示得了癌症。在人類身上，目前已知的癌症超過一百種。

許多癌症都可以預防，預防的方式包括戒菸、多吃蔬菜水果及全穀類食品、減少肉類食物與精製碳水化合物的攝取、維持健康體重、多運動、適度的陽光曝曬、以及施打疫苗預防感染症等等。為了不讓身體遭受到癌細胞的侵襲，我們就得更加注意自我的飲食及生活習慣。可以先從選擇「素食」開始，而且素食的優點很多：

第一，因植物食品中不含有對心血管構成威脅的有害物質，因此素食可減少血管疾病的發生。堵塞的冠狀動脈，可以通過素食、運動、服藥和減少精神壓力等綜合措施重新通暢，而不需要依賴手術打通；單靠素食也能達到同樣的目的。且在以後十年中不發生使心臟病猝發的冠狀動脈疾病：而不能堅持素食者，則出現了冠狀動脈疾病再發。

第二，素食可以減少癌症發病率，尤其是直腸癌，結腸癌。這是因為素食中含有大量纖維素，能刺激腸胃蠕動加快，利於通便，使糞便中有害物質及時排出，降低了有害物質對腸壁的損害。素食者比肉食者癌症發病率低百分二十至四十。

第三，素食可減輕腎臟負荷。素食對腎功能不健全的腎臟病患者來講，能發揮讓腎臟休息的作用。腎臟病患者改為素食，外加乳製品的攝入，既可減輕腎臟負擔，又不減少蛋白質的攝入量，一舉兩得。

第四，素食對預防骨質疏鬆症亦有好處。老年人，尤其停經後的婦女，為了防止骨質疏鬆，提倡多吃含鈣質的食品，而維生素C有利於鈣質的吸收。

和一般人比較起來，素食者的血脂肪含量較低，也較少罹患心臟疾病和癌症，體重也較不可能超重，這是因為飲食當中攝取了較高的纖維素之故，此外還包括了生活型態的因素在內。素食者具有健康意識，較不抽煙，其中許多人不喝酒或咖啡。茹素能維持均衡和營養，是經濟的飲食方法。因為素食之低蛋白質、低脂肪和高纖維，使素食者患結腸癌的機會近乎零。

近年來，禽流感、豬瘟、瘋牛症此起彼落，愈發令人關注食肉的危險，我們擔憂畜牧業對人體健康的長期禍害：現時動物被關在一個受控制的小空間來飼養，吃的是抗生素、荷爾蒙、激素及其他化學品，讓牠們快高長大，好肉味又夠重磅，但這一切並非為了解決世界糧食不足的危機，只是純粹為了增加畜牧業者的利潤。可憐的農場動物吃了各類催生的化學品，長得快也宰得快。化學品控制了牠們的免疫系統和成長，當人類吃了這些動物肉，也把那些破壞免疫系統和成長步驟的東西也吸收了，人類身體組織因而產生不正常的細胞發展。怎麼會不生病呢？

如果我們不選擇那些好吃的肉品，生產者就不會走捷徑，生產鏈及生態調整了，我們才有可能重獲健康的食品，消費者的購買智慧，決定我們自己健康的體態。正本清源，我們長期受到消費主義的誘導，可選擇的美食太多，愈好吃的東西愈毒，我們都要覺醒，重獲食品安全及健康。

食物重健的主張

治己病，也治未病，免費諮詢，出書傳遞善法。

曾經，有一天一位屏東的朋友來電，說身體出了問題，滿嚴重的，希望我能南下去一趟，我本打算前往，但是台中及台北分別有諮詢日，實在走不開，她罹癌嚴重也沒辦法北上，後來又說有另一位患者也想一起諮詢，但我仍然走不開，就這麼一蹉跎，沒多久，這二位朋友就都離開人世了，我其實有一點懊悔。

還有一些朋友來電報名諮詢，但是因為我們是以重症患者優先，特別是第三、第四期，多半是末期的患者，我們會優先諮詢，我是義診服務，所以患者特別多，通常能排上諮詢的，經過我把脈後，我已全然知道患者身體的狀況，經過我開的食物單飲食後，三個月再回來複詢，而且患者會去醫院再檢查，大部分醫院的醫師都會很驚訝，患者癌細胞變小了，或者是病情好轉，等他們三個月後複詢，也會提供醫院檢驗報告及數據，這些都是醫院的真實檢驗數據，患者自己最清楚，一旦有了身體的改善，也更願意依照我的食物單飲食，也會好得特別快。目前我的見證人數已高達三百多人。

這些食療方法，都是我父親交給我的，我願意把這些救命的方法及智慧精華用在這些急需的病人身上。由於病人太多，每次諮詢的時間也有限，往往排到一年後，有些病人等不及，來不及給我看，可能就往生了。我也覺得很扼腕。因此，我希望我的《食物重健》系列叢書可以盡早出版，讓各種不同病症的患者，在來不及排上諮詢之前，可以先參考我的書，照著吃，最起碼已經好一半了，等到排上諮詢的時間到了，來給我看，依照我開的食物單飲食，很快就能完全康復了。

其他，沒有病痛的人，我們要恭喜他們，在目前食安問題如此嚴重的環境下，仍然擁有健康的身體，可能是已經有良好的食物飲食健康知識，以及良好的生活習慣。但大部分的人是不忌口的，好吃的食物人人都愛吃，特別是炸物、加工品，為了滿足人類的口慾，以及口感，大量添加很多非天然的化學品，讓食物更好吃，長期吃下來，到四十、五十歲，可能血管都有問題，心臟病、高血壓、糖尿病很平常，為了維持正常的生活品質，大部分慢性心血管疾病患者都得依靠藥物來維持。即使是今天看起來正常的人，可能明天就因為心肌梗塞等原因而突然倒下了。特別是有些疾病，平常沒有症狀，等到發現時，為時已晚。

所以我在衛教中，也強調「治未病」，當我們都還正常無病的時候，就必須時時注意身體，飲食的選擇就是治未病的開端，也就是預防重於治療。

先進國家，都非常注重預防醫學，強調預防勝於治療，所以除了強調作息正常，多運動，另外適當補充維他命和植物營養素，對於身體健康會有一定的幫助。在衛教中，我們學習了營養保健，讓我們可以安心的照顧自己及家人身體的健康。除了健康飲食之外，運動的選擇也是很重要的，尤其要選擇適合自己年齡的運動，比方五十歲以上者，盡量避免激烈運動。六十歲以上者，跑步及登山盡量避免膝蓋骨頭的過度使用，游泳及柔軟操較為適合。

我們要健康，不僅要求溫飽，均衡飲食吃進營養，更要適當補充維他命植物營養素，來符合現代醫學的觀念。工作壓力比較大或是常常熬夜，最好不要酗酒或抽煙，尤其植物性營養素，要多補充。蔬菜水果裏面，有很多不同的維生素、礦物質、植物營養素的部分，可以面對熬夜、壓力的困難，或是一些抗老化的狀況，尤其像癌症、心血管疾病的慢性病，其實都有幫助。依照不同年齡族群，攝取天然的植物營養，補充身體所需的能量。

多吃蔬菜水果，有益健康，因為蔬果裏不但含有膳食纖維，幫助消化，其中更含有多種植物營養素，提供我們維持身體健康所需的機能。蔬菜水果種類繁多，所含營養素也不同，對人體更是各有幫助。要健康，生活作息就要正常，均衡飲食尤其重要，老生常談的多吃蔬果，其實就是讓人體補充必須的維生素、礦物質等營養成分，這對分秒必爭的現代人來說，更是重要。

其實現代人不怕吃不好，而是吃的不夠均衡，吃的不夠均衡裏面，主要還是蔬菜水果不足，所謂的「蔬菜水果不足」，是不是喝個蔬果汁就好？其實蔬果汁還是相當不夠，我們應該要吃到完整的蔬果。蔬菜水果的飲食方法，我們在《食物重健》第一本書裏有強調，當季蔬果的種類，以及水果食入的順序及數量，若能均衡飲食，則能常保健康。

我是義診，不收錢，來給我看的病人，都是免費諮詢。我們的團隊會義務做衛教，告訴患者正常的飲食方法，我出的書，也可以作為參考書，第一本書，將十大癌症患者的飲食方法，清楚歸類，哪些食物可以吃，哪些食物不可以吃？還有水的飲用數量比例也是很重要的，一切都可以量化，若能依照三餐飲食，就會好得快，若有緣份，就一定可以排上諮詢給我看，若來不及排上的患者，希望能先看書，照著吃，就能逐步改善，等到排上諮詢，也已經好一半了，給我看過後，經過衛教諮詢，就好得更快了。

不能感冒！

無論一般感冒或流行性感冒，病毒會在人體抵抗力減弱時，悄悄潛入身體作怪，而每年秋冬季節是流行性感冒好發的時節。人體的口鼻黏膜及呼吸道的上皮細胞，平時就有很多病毒、細菌及黴菌依附其上，對免疫力正常的人是無害的，可一旦抵抗力減弱時，這些微生物就會活躍、繁殖，然後致病。大部分的人感冒只要多休息、多喝水，往往都能在一星期內自癒，但具有慢性疾病及免疫功能低下的人卻不可輕忽。

日常生活，隨時要預防感冒，盡量不要感冒，不要讓病毒侵入身體，平時應該就要多提升自我的免疫力，藉由均衡的飲食及健康的生活習慣來強化我們的免疫系統及預防感染，感冒病毒自然不容易上身。如何才能增加抵抗力呢？

(1)均衡飲食

透過均衡的飲食強化免疫系統，是擁有健康身體的不二法門。主食以全穀類為最佳選擇，搭配奶類、蛋或豆製品來攝取身體修補及建構所必需的蛋白質。增加蔬菜及水果的攝取，天天至少五蔬果，因為它們富含維生素、礦物質及許多具有抗氧化功能的物質，這些都有助於我們維持健康的免疫系統。

(2)規律運動

維持適量的體能活動有助於強化體力，維持身體正常機能、增加新陳代謝及免疫功能。最好中等強度有氧運動每周至少五天，每天至少三十分鐘（如快走）或激烈有氧運動每周至少三天，每天至少二十分鐘（如跑步、爬山、快速的腳踏車、游泳等）。選擇自己最喜歡、身體狀況能負荷的運動就是最好的運動。

(3)充足睡眠

儘可能每天睡足七至八小時。睡眠是讓身體主要器官休息、修復的時間，休息的越充分，身體抵抗感染的能力就越強。充足且品質良好的睡眠可降低感冒的機率。最好十一點以前可以上床睡覺，不要熬夜，維持身體的良好狀態，減少病毒入侵的可能機會。

(4)手部衛生

我們都知道，病從口入。手部清潔很重要，勤洗手或善用清潔劑或是有酒精成分的擦手紙是預防感冒的最佳方法，細菌不易上手，進入體內的機會就減低。出入公共場所，若有人打噴嚏或咳嗽，記得戴口罩預防感冒病毒的飛沫傳染。

(5)接種疫苗

對於高危險族群，例如老人、幼童、具慢性疾病或免疫功能低下的人、經常處在感染高風險環境下工作者，最好能接種流感疫苗，但正面臨急性發燒、對於雞蛋過敏或是之前接種疫苗有過敏反應者除外。不過，一般感冒目前是沒有疫苗可以接種的。通常接種流感疫苗可以提高對於流感病毒的免疫力，減少因為流感病毒入侵感染造成的嚴重併發症，以及降低住院率與死亡率。

切記，萬一感冒，一定要記得戴口罩，除了保護自己，也保護別人，這是自愛及公德心的展現。因為感冒時，身體非常虛弱，打噴嚏或咳嗽，飛沫外揚，可能會傳染給周遭的人。且一旦進入公共場所，如乘坐捷運或公車，周遭的人很有可能是重症患者，你若沒有戴上口罩，重症患者也剛好沒有戴口罩的習慣，那麼他身上的病毒，很可能在這個時候就傳染給你了，來個雪上加霜。這就是為什麼我們要不斷強調：口罩非常重要，可以救命！

口罩非常重要！可以救命！

為什麼要戴口罩？戴口罩可以預防傳染病，第一，避免把病毒或細菌傳染給別人。因為咳嗽及打噴嚏時易散佈病原，而戴口罩可減少飛沫散佈。第二、避免自己被病毒或細菌感染。因為口罩具有過濾灰塵及飛沫等微粒功能，且不同口罩過濾效率不一，用途也不相同。第三、口罩主要預防靠空氣或飛沫傳染的疾病。因為口罩不是預防疾病傳染的萬靈丹，而預防疾病最重要的是注意個人衛生。

生病的人更應該戴口罩，主要原因，第一、避免自己的飛沫感染別人，一般飛沫在剛剛離開口鼻腔時，大部分可被口罩濾材攔阻。第二、生病時抵抗力較弱，要避免感染其他病原。第三、有發燒、咳嗽或打噴嚏的人應戴口罩，這是保護自己和別人健康的好習慣。

口罩正確使用很重要，口罩可以救命，為什麼重症患者不願意戴呢？一般外科口罩要每天替換，若無法吸附異味時、髒污、潮濕、破損時要立即更換。癌症二期以上要全天戴口罩，每四小時換一次口罩，換下來的口罩要放置密封袋內，封緊後丟棄。

口罩使用要訣：

步驟1：有顏色的朝外，一般外科口罩分三層，有顏色的是防水層（可阻擋外來的飛沫），中央是過濾層，白色內層則是吸水層（可吸附口鼻分泌物、維持通風）。所以有顏色那面務必朝外。

步驟2：鼻樑要壓緊，口罩上緣的鐵片要沿著鼻樑壓緊，避免口罩和鼻樑間出現空隙，讓病毒趁虛而入。

步驟3：下緣包下巴，口罩的皺褶要拉開，下緣必須包覆下巴。

步驟4：用過即丟棄，不可重複配戴，一天至少更換一次（癌症患者每四小時換一次），更不可翻過面來繼續戴。

甲狀腺疾病的初期保健與預防

甲狀腺是位於頸前基部三分之一處，氣管的兩旁。甲狀腺是人體的一種內分泌腺，能分泌甲狀腺素（是一種賀爾蒙）。甲狀腺素的合成和分泌，要靠吸收主要的原料：碘質，及身體內某些酶，以及其他物質在一定條件下才能進行。

人體內的細胞由於甲狀腺素的刺激而產生新陳代謝作用，便產生了「熱」與「能」。如果甲狀腺素分泌愈多，細胞的新陳代謝作用便愈旺盛。反之，細胞的代謝就降低，當甲狀腺的功能失常，甲狀腺素之分泌過多或過少，就會出現甲狀腺的毛病。

甲狀腺有如煤炭爐旁邊的打風器，當開動打風器，便產生風，當風吹入煤炭爐內，煤炭便藉風而助燃燒，而產生「熱」與「光」，如打風器開動愈快，產生「熱」與「光」愈多。反之，風打入少，燃燒慢，產生的熱和光便降低。如果打風器的功能失常，打入風太多、太少便會出現溫度不平衡的毛病。

常見的甲狀腺疾病有：甲狀腺功能過高（Hyperthyroidism）、甲狀腺功能過低症（Hypothyroidism）、簡單性甲狀腺腫（俗稱大頸泡，Simple Goiter）、甲狀腺炎（Thyroiditis）、甲狀腺癌（ThyrOid Cancer）。以上五種狀況，由初期至末期。初期出現的症狀，就要特別小心了。

甲狀腺疾病初期症狀有：(1)患者會精神過敏，容易激動，兩手平伸向前，有細而急的震動，多言多動，失眠緊張，思想不集中，疲累焦躁，多猜疑甚至出現幻覺等精神方面症狀。(2)患者很怕熱，多汗，皮膚溫而濕潤，特別見於手掌、面、頸、腋下常多汗。心跳加速，脈膊快，每分鐘多於一百次，多食，易飢餓，但消瘦，疲乏無力，腸口蠕動快，因此出現頑固的腹瀉。(3)患者有心悸、氣促，稍一活動則明顯加劇，心律不整，心臟擴大，心力衰竭等。(4)有不少患者有甲狀腺腫大，如果影響附近之器官，如食道、氣管等器官，便會出現吞嚥受阻，及呼吸困難的現象。(5)婦女患者，月經不正常，經量較少，周期延長至數月一次，甚至有閉經的現象，因此容易導致難孕，易流產。(6)有些患者眼球會突出，多出現於兩眼，也有出現單一隻眼。

(1)日常如何保養？

甲狀腺疾病中，甲狀腺之大小與其分泌功能不一定有直接的關係，即甲狀腺肥大不一定分泌有問題，同樣的甲狀腺分泌有異常，腺體不一定肥大，甲狀腺的肥大更不一定是癌症，早期發現早期治療，對每種甲狀腺疾病都很重要。每人應作定期身體檢查，更應留意警覺頸部有無肥大，有無結節，若有問題應及早找專科醫生檢查。

飲食方面特別要選擇高熱能（如碳水化合物）及高蛋白質食物。也要注意適量的維他命及礦物質，以彌補因身體的旺盛新陳代謝的消耗。已經有甲狀腺異常者，香蕉、芭蕉、辣椒、海藻類、含酵素的水果（鳳梨、木瓜）要禁食。

(2)如何預防？

眼球突出之患者，睡覺時宜用枕頭，頭高於身體的其他部份。如果眼皮蓋不住眼球的話，須請教醫生，注意保護眼睛，避免眼球之乾燥，平時宜戴太陽眼鏡，防止紫外線侵略到眼球及視神經系統。

保持良好的睡眠。患者應懂得控制情緒的激動，多注意休息以及充足的睡眠，平靜的生活很重要，必要時，有些患者須服用鎮靜劑或安眠藥以幫助睡眠。

為什麼蚵仔（牡蠣）不能吃？

因為有很多是泡過磷酸鹽，再放入水中，會膨脹很大，賣相飽實很可口，這個是最大的毒，會引發腎臟病及腎臟衰竭，導致血壓高。

磷酸鹽類在自然中很常見，人工製造出的各式磷酸鹽類廣泛地添加在碳酸飲料、肉類魚類製品的加工製造，保水讓肉質鮮嫩Q彈。「過量」攝取磷酸鹽也的確會容易骨質疏鬆、血管鈣化等。磷酸鹽不是毒性真的很強的東西，但也不能無限量的攝取，現代飲食中磷酸鹽的比例大幅上升，要注意攝取過量的可能。

目前養殖的牡蠣已遭重金屬污染，並且它的汞、砷含量太高，足以致癌。還有更可怕的世紀之毒「戴奧辛化合物」（Dioxins），是燃燒或製造含氯物質時，所產生的無色、無味高毒性的脂溶性化學物質，在一九九七年即被世界衛生組織（WHO）列為人類確定致癌物。人體暴露於戴奧辛的途徑，有九十五％來自食物，其中又以蟹類及大型海魚佔比最高，希望大家都別吃了，以免戴奧辛過度殘留，造成身體負擔。

代糖可以吃嗎？有什麼糖可以取代？

代糖，又稱「人工甘味劑」，它讓舌頭感覺到甜味，但其分子不會被消化道吸收，不同於碳水化合物組成的糖，代糖幾乎不會產生熱量，可說是全世界最廣泛使用的食品添加物。

大部分的代糖不會被人體吸收，代糖通過腸胃道直接碰到腸道菌群。常見的三種商業用代糖有：糖精、三氯蔗糖和阿斯巴甜。添加到實驗小鼠的飲用水中。一周後，發現相較於飲用純水的小鼠，飲用代糖水的小鼠產生較高的葡萄糖不耐受性，食用代糖造成小鼠腸道之菌相失衡，導致葡萄糖代謝能力改變。

沒有糖尿病的成人，發現他們食用代糖後，體重和腰圍臀圍比增加，空腹血糖及糖化血色素也上升。另外，平常不食用代糖的健康受測者，以每天每公斤五毫克的量，連續食用七天代糖，發現在五天之後，大多數人的血糖值增加及他們對葡萄糖的耐受性則顯著下降，因而可能增加罹患糖尿病的風險。

為了能控制熱量和平衡血糖，代糖被廣泛應用在飲食中，其實糖和代糖都有致病的危險，如肥胖、糖尿病、心血管疾病等，而代糖則更容易引起腎臟衰竭及肝臟疾病，能避免最好。

但有什麼糖可以取代？最好是「棕櫚糖」。

棕櫚糖（Palm sugar），俗稱「椰糖」，產於東南亞國家，棕櫚糖由長得像椰子樹的棕櫚樹的花汁提煉而成，棕櫚糖的好處在於，它雖然外觀和黃砂糖類似，但是升糖指數GI值只有砂糖的三分之一，且含有豐富的礦物質。棕櫚糖容易代謝，不會產生糖份過高的問題，但是價格較貴。

棕櫚糖是採自棕櫚樹的花汁，然後慢慢熬製而成的，是一種天然的粗糖，營養成分也因為未精緻化所以保留很多，香味很特殊，比紅糖香甜，甜度沒有砂糖那麼高，所以用量要多一點點才會達到和砂糖一樣的甜度，但是它很香，所以也不必加太多就清香撲鼻。

棕櫚糖的生產是柬埔寨悠久的傳統作業，卻並不簡單，辛苦又危險。糖棕櫚樹身光滑，讓人幾乎無法攀爬，必須搭起高高的竹架子作業，又難以大規模生產，因此成本比蔗糖高出許多。一棵棕櫚樹要十五至二十年樹齡才可開始採汁製糖。

在柬埔寨，棕櫚樹是自然繁衍的，無人有耐心播種後等待二十年才收成。除非柬埔寨的農業研究院有辦法培育出新品種，能在五年內收獲，在可以預見的將來，商業化生產棕櫚糖恐怕沒有可能。目前柬埔寨棕櫚糖的生產，仍然是家庭式作業。棕櫚樹雌雄異株，雌雄花束的汁液都可製糖，但處理方式有所不同，雄花的花汁含糖量較低。

棕櫚糖營養成分高，棕櫚糖比蔗糖富含營養，更屬有機食品。蔗糖，是經過化學品加工，才提煉成雪白的模樣，而且除了碳水化合物，幾乎沒有其他養分。棕櫚糖除了含九十二%以上的碳水化合物，也含蛋白質及微量脂肪，以及礦物質，如鐵、磷、鈣、鎂、維生素B。由於含糖量較白糖低，關心卡路里（熱量）攝入量者，棕櫚糖應是好的選擇。

認識皇宮菜

皇宮菜的正式學名為「落葵」（Basella），屬「落葵科」（Basellaceae）蔓性草本植物，原產於東印度，碧綠的幼苗、鮮嫩的尖梢和肥厚的葉片可供食用，風味獨特，清脆爽口，咀嚼時如吃木耳一般，又名木耳菜。在台灣除稱之為「皇宮菜」外，美濃客家人稱之「齋嫲菜」，內地四川名為「豆腐菜」，粵語為「潺菜」。

皇宮菜食藥相宜，主要採食部位為其嫩莖葉，和川七一樣具有黏液。其黏液部份即為水溶性膳食纖維，屬黏膠質(mucilage)、β-葡聚醣（Glucan）及黏多醣（Mucopoly saccharides）結構組成；葉片部位富含β-胡蘿蔔素（β-carotene）、蛋白質胺基酸、有機酸、維生素ABC、鐵及活性皂苷（Saponin）。

水溶性膳食纖維包括植物膠、果膠、黏質，因體積大且有咀嚼感，攝食後更可增加飽足感，對於體重控制者實有幫助；果膠及植物膠有延緩醣類的吸收，進而穩定血糖；水溶性膳食纖維及皂苷可和膽酸結合，增加糞便膽酸的排泄，減少腸肝循環中膽酸的回收，促使肝臟中膽固醇合成膽酸進而降低血中膽固醇；此外，皂苷亦具有抗氧化作用。

β-胡蘿蔔素是蔬果中常見的植化素，具有極佳抗氧化力，能降低體內自由基帶來的傷害，加速細胞DNA修復，同時能預防癌症。另外，β-胡蘿蔔素有助於表皮與黏膜生長，利於化、放療患者之口腔黏膜破損的癒合。

化療患者常會感到疲倦、食慾不振、心情低落、並出現活動力減退等現象外，還容易導致血色素降低而引發貧血，不僅會造成生理不適、延遲療程進行外，甚至還會影響生活品質。在確診貧血症狀的第一時間，可補充鐵質含量高的食物，皇宮菜是茹素者最佳的選擇，皇宮菜每100公克（半碗）含有0.7721毫克鐵，但植物鐵吸收率僅三～八％，最好可搭配富含維生素C蔬果一同食用，提高鐵質吸收。

皇宮菜屬高草酸食物，結石患者須留意。草酸鈣結石是台灣及全世界最常見的結石成分，因此，結石患者平日應減少攝取高草酸食物，若無法抗拒皇宮菜的魅力，可與鈣質含量豐富的食物一同烹煮，使食物鈣在腸道中與草酸結合，形成不溶解、不被吸收的草酸鈣，藉由糞便的排出，即可減少草酸的吸收。

皇宮菜是很好的菜，有豐富的酵素，可以多種。但皇宮菜開了花就沒有酵素了，且開了花的皇宮菜也有毒性，所以只要開花就不能吃，花粉會引起過敏、乾眼症、飛蚊症。

認識白蘿蔔

白蘿蔔是古今中、日、韓不可缺少的食物，有「亞洲之寶」的美稱。俗語說「冬吃蘿蔔，夏吃薑，不用醫生開藥方」。是指蘿蔔和薑有較高的食療價值，蘿蔔味辛甘，性涼，利五臟。宜行氣、化痰、消食，故有其療效。《本草綱目》認為蘿蔔（又稱萊菔）能化積滯，是蔬菜中最有益者。

從科學觀點分析，白蘿蔔是一種低熱量的食物，一磅蘿蔔的熱量大約只有100卡路里。但它含有大量的維他命C、B1、B2，纖維素和微量的鈣、磷、鐵等元素。此外，蘿蔔含有雙鏈核糖核酸能誘導人體產生干擾素，增強人體免疫力。

白蘿蔔含有辛辣味的芥子油，可以分解肉類脂肪，芥子油和蘿蔔中的澱粉酶一起互相作用，有促進胃腸蠕動的功效。一方面增進食欲，幫助消化，另一方面，它所含的纖維素可促進胃腸蠕動，促進排便。蘿蔔可以幫助排濁氣。

白蘿蔔雖好，但要注意，剛剛吃過補品人參不可吃白蘿蔔。因為白蘿蔔會「化氣」，減低人參補氣的收益。白蘿蔔與絲瓜同食會傷元氣，與木耳同食會導致皮癬或老人斑。

冬天的白蘿蔔很好，但是有很多人幾乎天天吃。天天吃的人容易產生哪些問題？靜脈炎、抽筋加重、爆青筋。六十歲以上者，一周最多兩次，年輕人最多三次。不宜多食。

認識大白菜

大白菜又叫「包心白菜」，有「冬季蔬菜王」的美名，是冬季必吃蔬菜之一，滋味清甜，大白菜屬於十字花科蔬菜，富含維生素C、E及纖維。產季從十一月延續至隔年五月，冬季尤為美味，而且價格平實，適合用來炒食、煮湯、醃漬……

等。除了結球白菜外，常見種類還有山東大白菜、天津大白菜、娃娃菜、高山娃娃菜，口感略有不同，其外型與品種也因產地而有所不同。

生活中，大白菜既是配菜、也是主菜。其熱量低、可增加飽足感，具有解熱，潤喉，消食下氣，清腸胃，解毒，以及緩解口乾舌燥、喉嚨發炎、小便不順、腸熱便秘等功能。

大白菜為美國癌症醫學會推廣的三十種抗癌蔬果之一，與花椰菜、甘藍、高麗菜等為姊妹菜，其所含的成分相近。大白菜所含的植物性化學成分則有甘露糖、色氨酸、胡蘿蔔素、蘿蔔硫素（Salforaphane）、吲哚（Indoles）、奎寧、黃體素、葉黃素、異硫氰酸鹽、葉酸等。

屬十字花科植物的大白菜，為綠色蔬菜，其白色部份並未行光合作用，含有葉黃素抗氧化物質，可降低癌症的發生；所含硫化合物中之異硫氰酸鹽及蘿蔔硫素，則可增加肝臟解毒酵素的能力，減少對DNA（去氧核醣核酸）的受損，亦可抑制早期癌細胞病變而使細胞正常分化，此即為抗氧化作用。另外，所含吲哚（即靛基質與體內蛋白質的氨基酸作用之產物）則可抗氧化、使致癌物質無毒化，甚至抑制乳腺癌之形成。

而大白菜所含的礦物質鋅能抗老化、促進細胞活性，增強免疫力，而癌症患者在化療期間食用大白菜，更可增加其體抗力；且大白菜中的纖維、維他命C、胡蘿蔔素、微量元素鈷、鎳及維生素A、C，經人體消化吸收後，可增強防癌效果，但不可食用腐爛的大白菜，因其會將無毒的硝酸鹽還原成有毒的致癌物——亞硝酸鹽，還會造成中毒的現象。

因此，大白菜所含的營養成分是多樣性的，雖有些含量不高，可與豆腐等食物一起食用，不會搶味，反可增加營養價值，且纖維較高麗菜細，不會太硬，也較好消化。

大白菜含維他命、胡蘿蔔素、維他命C等成分，可保護心臟、使動脈不易粥樣化，使膽固醇下降、減輕肝臟負擔，亦可幫助傷口癒合；所含礦物質鎂及稀有元素硒、銅、錳、鋅等具抗衰老、及穩定末稍神經和血管等作用；其含維他命B群、A、C和纖維素能使腸胃健康，排泄消化平順，增加膽固醇代謝，可減輕肥胖者之負擔，而對糖尿病患者而言，大白菜熱量低，多吃則可增加飽足感。此外，大白菜含有鈣、磷可使牙齒、骨骼、神經、肌肉及血液等維持正常活力；其中微量的奎寧可化解血液凝固之作用，對心血管功能有所助益。

新鮮的大白菜汁具有解熱、解渴、化痰、利尿、解毒等功能，但腹瀉者則需少吃大白菜；其含微量的碘與異硫氰酸鹽，可增加甲狀腺之功能，但甲狀腺功能過低者，需適量食用。老年人如有慢性支氣管問題、乾咳、胃腸不適、大便乾結等現象，可將大白菜燉湯食用，有清肺順痰，大、小便暢通之功效。

切記，大白菜要盛產季節（從十一月延續至隔年五月）時吃，可以降血壓、血脂、預防口臭，過了季節效果就沒有了。

是否確實依照食療單吃？

報名張燕醫師衛教諮詢的患者很多，排診以重症患者優先，若非病情嚴重者，不容易排上時間，好不容易排上掛號的，來給張醫師看，把過脈，確認患者症狀後，張醫師不會開藥，只會開一張食物單，患者依照食物單飲食，三個月後，情況多會改善，有些甚至好了，主要是配合當季新鮮的蔬菜水果，透過身體細胞的增生再造，身體就會自我修復，漸漸痊癒了。不同的患者，身體狀況不一，有各自的食物單，切記：不能拷貝使用；張醫師為每一位患者訂製專有的飲食菜單。

(1)心清淨、身也要清淨

要讓心清淨，如何做到，首先要從食物的選擇做起，張醫師強調，要茹素。換言之，身體吸收了新鮮的蔬果，整個人也清新煥發了，身體清淨了，心也自然清淨了。不吃葷食後，身體狀態改變，也比較不容易暴怒，脾氣也會跟著好轉，自然心也就清淨了。

素食的優點很多，可減少血管疾病的發生、可以降低癌症發病率、可減輕腎臟負荷，以及對預防骨質疏鬆症亦有好處。和一般人比較起來，素食者的血脂肪含量較低，也較少罹患心臟疾病和癌症，體重也較不可能超重，這是因為飲食當中攝取了較高的纖維素之故，能刺激腸蠕動加快，利於通便，使糞便中有害物質及時排出，降低了有害物質對腸壁的損害。希望大家都能茹素，獲得健康。

(2)口慾

美食當前，若不能忌口，就真的「病從口入」了。在講究食品包裝的現代，加工過度，食物已不純淨，添加太多化學物及人工色素，愈好吃的東西愈毒。葷食中的雞、鴨、魚、牛等動物肉品，幾乎都不天然了，有大量的重金屬及戴奧辛，有些動物甚至注射生長激素，長得又快又肥，這些看似可口誘人的肉品，都隱藏了對人體有害的物質，我們吃入體內，也全然的接收了，長此以往，身體內累積了大量的毒素，且很多都是致癌物，身體怎麼會不生病呢？

因此，張醫師的食物單，很多禁食的葷食及加工品，希望大家在治療期間能完全依照食物單的指示飲食。把脈就可以把出是素食還是葷食，因為脈象會說話。素食者，脈象平穩流暢，而葷食者，脈象緩滯不暢。若依照張醫師的食物單飲食三個月後，脈象會改善，身體也會漸漸康復。

經過諮詢食物重健，如何判斷可畢業？

張燕醫師目前的「食物重健」團隊約有三十人，由張燕醫師親自培訓，全部都是義工，不領薪水，卻樂於服務患者，協助重症患者衛教，飲食的須知，食物的選擇、料理的方式，以及眼操、耳操的學習技巧與示範。

由於患者很多，團隊人數有限，負責報名的師兄師姊，應接不暇，故諮詢報名一律採簡訊報名方式，由患者本人或患者家屬以專線（0963-728-951）簡訊報名，表述患者的病況及嚴重程度，由團隊及張燕醫師判斷病情輕重，以急重症患者優先，特別是第三、四期的癌症患者，或醫生已宣判末期，只要沒有轉移到血液或骨髓，張醫師都願意盡可能的搶救。

免費報名諮詢資格如下：

(1)願意茹素者。

(2)願意遵照食療單內容配合者。

(3)急重症患者。

一日報上名者，團隊會即時簡訊回覆：

【慈濟食物重健衛教諮詢通知】

敬啟者，日安！我們已為○○○大德安排○月○（星期○）諮詢，敬請於○○：○○前來報到，並《請攜帶相關檢驗報告》，感恩您！

♥收到通知敬請務必以簡訊或Line回覆確認，以保留名額。

★若有感冒會影響診脈，請回覆延期。

★若需代訂午餐，敬請回覆數量。
★當日請勿塗抹香精或精油，因部份人對此嚴重過敏會引起不適。
★禁帶葷食。
地址：〇〇〇〇〇〇
位置查詢：Google map 〇〇〇〇
祝福 平安健康！
食物重健衛教諮詢團隊 感恩合十

通常患者或患者家屬收到簡訊時，會欣喜萬分，因為終於能看到張燕醫師，在絕望的病痛與化療後，幾乎萬念俱灰，總想抱最後的一線希望，獲得張醫師的拯救。有的患者，一見到張醫師就哭了，因為無限感恩，一時不知從何說起。給張醫師看診的患者，一定要戴口罩，因為患者多是重症，以避免傳染給張醫師的團隊。

張燕醫師會很有耐心，從患者的面容、行動、言語來判斷，再加上她天賦的把脈敏銳度，在把脈後即可判斷患者身體的狀況及嚴重度，親切的聞問，讓患者很有安全感，願意吐露心聲，當下得到身心靈情緒的紓解，當張醫師說明完病況，以及

生活飲食注意事項後，就會為患者開一張專屬的「食物重健衛教諮詢單」（如下表）

（2016/9/1樣本）張醫師的食物重健衛教諮詢單　年　月　日（第　次）初詢

姓名：		年齡：	電話：	身分：
血壓：　／　mmHg		身高：　cm		居住：
脈搏：	性別：	體重：　Kg	複詢日：　／　／	
自述				

建議	此單僅提供從飲食方法，調整體質，若有疾病，請至醫院定期健診。下次複詢，敬請攜帶此單及醫院檢驗檢查報告。（此單限本人使用）若接近複詢日感冒或食療期間無法配合，敬請以簡訊或Line回覆延期或取消。
早餐	**主食吃到飽**：麥片（大燕麥片即沖即溶），以100℃熱開水燜泡約五分鐘即可食。 □勿再添加其他任何東西。□　　顆、　　顆、　　顆、　　顆。 □加（　　　　）　，先與乾麥片拌勻再沖泡熱開水。 □　（小平匙／瓷匙）　，直接放入口中。 □水煮蛋：只吃蛋白，不吃蛋黃，每周　　次（周　　），一次　　顆。 **餐後水果**（按順序）： ○蘋果　顆（去皮）○聖女小蕃茄　　顆 ○芭樂　　顆（去皮） ○巨峰葡萄　　顆（去皮、籽）○火龍果　　顆（大） □亞培安素（原味無糖），每日一～二瓶，可分多次喝，每次一～二口。 （與早餐隔一小時） □其他：

午餐	**主食吃到飽**：□糙米 □紫糙米 □胚芽米 □白米 □五穀米 □ □加（ ） 拌飯吃。□ 瓣 ，用陶瓷刀切細末，配飯菜吃。 **配菜**：芥蘭菜（＋薑）、青江菜（＋薑）、A菜、皇宮菜、秋葵、綠花椰、大陸妹、荸薺、油菜（去花）、紅莧菜、紅鳳菜、菠菜、豌豆苗、地瓜葉、水蓮菜、空心菜、茼蒿、龍鬚菜、牛蒡（醬滷八角）、黑木耳（醬滷八角）、豆包（醬滷八角）、川七（＋薑）、山蘇（＋薑）、長年菜、青椒、紅甜椒、茄子、九層塔、牛蕃茄、芹菜、西洋芹、紅白蘿蔔（＋薑，醬滷八角）、綠苦瓜、山苦瓜、冬瓜（＋薑滷）、大小黃瓜、節瓜、佛手瓜、絲瓜、南瓜（蒸，二片）、珊瑚藻＋香菜＋紫高麗菜涼拌（醬油、橄欖油） **餐後水果**（按順序）： ○蘋果 顆（去皮）○聖女小蕃茄 顆 ○芭樂 顆（去皮） ○巨峰葡萄 顆（去皮、籽）○火龍果 顆（大） □其他：
	主食：同午餐（不可加薑黃粉）□ 瓣 ，用陶瓷刀切細末，配飯菜吃。

晚餐	白花椰菜、高麗菜、葫瓜、白莧菜、長豆、四季豆、奶油白菜、小白菜、白苦瓜。 （晚餐的菜，不要加薑。） **餐後水果**：飯後／睡前　小時，吃　顆；其他水果禁食。
	□所有菜都要獨立燙過三十秒，水倒掉，再燙或炒至熱。 □午晚餐配菜要分　□午晚餐配菜要不分
禁食	**蔬菜類**： 菇類、筍類(含筊白筍、玉米筍、蘆筍、青花菜筍)、芋頭、馬鈴薯、地瓜、玉米、栗子、菱角、山藥、海帶（芽）、蔥、洋蔥（紫）、薑（湯）、辣椒、黃椒。 **水果類**： 香蕉、芭蕉、百香果、火龍果、鳳梨、西瓜、榴槤、芒果、龍眼、水蜜桃、哈密瓜、荔枝、芭樂、柑橘類（檸檬、柳丁、香吉士、葡萄柚、文旦）。

豆製品：
豆干、豆漿、毛豆、臭豆腐、油豆腐、麵腸、百頁豆腐、豆腐、花豆、黑豆、皇帝豆。

澱粉類：
米粉、冬粉、麵線、油飯、粽子、餅、粿類、麻糬、麵、麵包、蘿蔔糕、碗粿、鍋貼、水餃、蛋糕、饅頭、包子、蛋餅、燒餅油條、漢堡、披薩、勾芡食物。

其他：
含糖製品、冰品、飲料、咖啡、炸物、葷素料加工品、丸子、紅毛苔、海苔、香腸、火鍋、巧克力、鹹鴨蛋、皮蛋、麻油、苦茶油、亞麻仁籽、芥花油。

醃漬品：
梅子、泡菜、蘿蔔乾、梅乾菜、豆豉、醬菜、豆腐乳、甘樹子、醋。

所有堅果類和五穀類

每日水量	葷食：牛、羊、雞、鴨、鵝、豬、魚、蝦、蟹、蚌、蛤、蚵。 一天共喝____c.c，早晨空腹未刷牙前____c.c，水溫____℃， 早餐過後每半小時____c.c，水溫____℃。 □其他： □冬補：__月～__月，紅棗__顆，黑棗__顆，龍眼乾__顆， 東洋蔘__片，枸杞__顆，以____c.c熱開水沖泡，可回沖，當水喝。 ◆飯水分離（早餐若吃麥片不用）：飯前一小時開始不喝水，飯後一小時再喝水，飯中不喝湯、水，其餘時間要注意飲水量，睡前三小時，勿再飲水。
運動	□眼操：大／中／小圈，□每____小時做一次。 □每轉一圈閉眼三秒 □早：左___圈，右___圈， 午：左___圈，右___圈， 晚：左___圈，右___圈。 □耳操：耳垂（後／前）順逆各按十下，抖動雙耳垂十下，往外拉，一天十五分鐘。 □其他：

備註

□口罩應四小時更換一次。

□早上／下午＿＿點，新鮮黑木耳約手掌大，前一晚先洗淨泡純水冷藏，烹煮前再洗淨撕片，放入陶瓷碗，加150c.c純水，以瓷碟蓋好，蒸熟後吃，不可調味。每周＿＿次（周）

□早上／下午＿＿點，新鮮白木耳＿＿朵，切碎放入砂鍋加水煮軟後，再放入新鮮百合＿＿朵，熄火燜十分鐘後吃，不可調味。

＿＿種煮成＿＿天份（＿＿碗），一星期吃＿＿天，天天／每周／隔周吃。

□月經來時，以有機黑糖一塊，沖泡300c.c熱開水，一天一次，喝至月經結束。

□月經來時，老薑約二分之一手掌大，去皮切片，水約蓋過老薑大公分，煮滾後再加黑糖煮開，早、午各喝一碗，喝至月經結束。

□每月初一、十五喝四神湯，一帖四神，以三碗水煮成二碗湯，勿加其他料，不可調味，早上九點、下午三點各喝一碗，不可吃料。

◆牛蒡、黑木耳、菠菜不可以同一天吃，牛蒡及黑木耳不要一起滷喔！若每天有吃黑木耳者，可於星期六日停吃黑木耳，改牛蒡或菠菜。

◆菠菜與豆腐、豆包不能一起煮，不要同一天吃。
◆感冒時，所有水果都要先暫停吃。
◆飯菜比例，一碗飯配一碗菜，或二碗飯配一・五碗菜。
◆每種配菜，最好在一周內輪流吃到，營養才會均衡。

◆預約（取消）諮詢簡訊專線：0963-728-951，Line ID：0963728951，敬請以簡訊或Line，輸入姓名、年齡、身份別、區域別、疾病自述、聯絡人手機號，初（複）詢，工作人員會以簡訊通知回覆，感恩您的配合。
◆衛教諮詢（簡訊）專線：0965-338-713，Line ID：0965338718
提供已諮詢患者，由專業醫護人員回覆諮詢單相關問題。敬請以Line拍照諮詢單正反面，傳給衛教諮詢志工參考，或將問題以簡訊提問，我們皆會儘快回覆。

患者初次看到食物單的反應都會很驚訝，因為很多東西不能吃，而且每種水果有吃的順序與數量，不能太多，也不能太少，因為吃太多則糖份太多對身體不益，吃太少則效果出不來；還有很多患者反應，有些食材不容易買到，以上種種的疑問，都是身理及心理的大考驗。其次，飲水的時間與量也很重要，大部分的急重症患者都願意很乖地照著吃，因為命在垂危，要命不得不從，有的吃一、二周後，效果就可以看出來了，張燕醫師要求吃三個月，要持續才能見效，並且當下立即安排下次複詢時間。

三個月後複詢，大部分的患者都有大幅的改善，並且抱著感恩的心，繼續堅持，張燕醫師會再度把脈，以脈象驗證患者是否確實依照食物單飲食，一當發現患者沒有依照飲食時，或者仍然葷食為主，張醫師會拒絕看診。若患者遵守張醫師的提醒，規矩的照吃，情況好轉，除了張醫師欣喜，患者也欣喜，張醫師會請患者提供醫院的檢驗報告，以驗證病況的改善與否。

有緣與張燕醫師配合者，心念與行為合一者，泰半病情皆好轉，願意一起與張燕醫師創造奇蹟的患者，更是令人感動，經過幾次回診後，脈象已正常者，張醫師會宣佈患者畢業了，也就是，不用再來給張醫師看了，平常自己注意飲食，且以素食為主，禁食的部份也可以漸漸開放，但數量不能太多，最多一周一到二次，如果能夠三餐繼續維持良好的飲食習慣，加上身體本身細胞的增生再造，就可以恢復健康了。

第二章

體內的隱形殺手：牙周病

本章由作者之演講內容整理集結

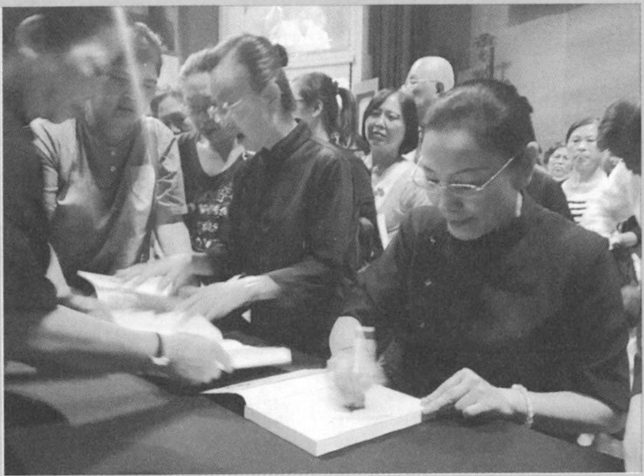

什麼是牙周病？

曾經書中記載，唐朝文學家韓愈，享年五十七歲的他，在年僅三十六歲之際，寫下〈祭十二郎文〉中提到：「吾年未四十，而視茫茫，而髮蒼蒼，而齒牙動搖……」一文，又在同年寫下〈落齒〉詩中提到：「去年落一牙，今年落一齒。俄然落六七，落勢殊未已。餘存皆動搖，盡落應始止。」最後又感慨：「人言齒之落，壽命理難恃」，這段文章讓我們先入為主的以為牙齒搖動，甚至掉牙在生命的過程中，本來就是自然的老化現象；這是個多麼錯誤的觀念！

牙齒的重要可見一般。常人因為生來擁有，非到牙痛、不舒服，才會心不甘情不願地去看牙醫。其實正常情況，最好每半年洗一次，有點像汽車進廠保養，讓牙醫洗洗牙，順便檢查一下，是否有不良或惡化情況，還是必要的。

人類身體的構造是很微妙的，沒有一個部分能單獨存在。每個器官之間都相互關聯，並且相互作用著。因此我們人體只有「一個」健康，而這「一個」健康，不論是切斷一根手指或有了一顆蛀牙，都會相互連鎖影響的。

現代仍有許多人有種錯誤的觀念，以為牙齒只是浮淺的黏在顎骨上，若它一旦壞了，反正拔掉再裝假牙即可。殊不知假牙沒有天生的自然牙好用。其實，牙齒只要稍稍多加照顧，既不必挨痛，也不必花錢，更可盡情享受口腹之慾。

我們可從口腔中小小的牙齒就可知人體的構造是如此地神奇精妙。牙齒可以咀嚼食物、幫助說話、輔助顏面外的輪廓，並會刺激牙齦、顎骨、顏面和頸部的生長發育等等。

一般來說，牙齒的健康型式在早期就已建立，如果在成長期疏於照顧的話，則乳牙和永久齒就會喪失它健康的資產，爾後雖然接受再好的技術的修補或配戴假牙，也無法和天然牙齒相比擬。

牙齒的健康與全身的健康有牢不可分的關係，「預防勝於治療」，我們要多費心思去注意、重視並定期檢查，建立良好的口腔衛生與健康的牙齒。若長期不注意牙齒的保健，就有可能罹患牙周病。

牙周病，是由黏附在牙齒表面的牙菌膜所引起的。如果口腔衛生欠佳，牙菌膜就會長期積聚在牙齦邊緣。牙菌膜裏的細菌會分泌毒素，刺激牙齒周圍的組織，例如牙齦、牙周膜和牙槽骨等，引致牙周病。

如果牙菌膜積聚，牙齦邊緣會出現發炎徵狀，造成輕微牙周病（即牙齦炎）。

若身體抵抗力下降，身體組織癒合能力欠佳，牙周組織包括牙齦、牙周膜和牙槽骨等就會遭受破壞，情況就會惡化，形成嚴重牙周病（即牙周炎）。

牙齦炎（輕微牙周病），如果牙齒沒給徹底清潔，牙齦邊緣及牙齒鄰面就會長期積聚牙菌膜。牙菌膜內的細菌會分泌毒素刺激牙齦，引致牙齦發炎。牙菌膜亦會被唾液（口水）鈣化，形成牙石。由於牙石的表面十分粗糙，因此導致更多牙菌膜積聚，使牙齦持續發炎，甚至有機會惡化成嚴重的牙周病。

牙周炎（嚴重牙周病），如果仍然沒做好口腔護理，發炎的情況會持續，導致原本緊附於牙根表面的牙齦與牙根分離，形成一個空間，稱為「牙周囊袋」。這空間更易讓食物殘渣、牙菌膜和牙石堆積，使牙周組織持續受破壞，引致牙周炎。牙齦邊緣可能有膿液滲出，甚至長出牙瘡，牙齦和牙槽骨亦會慢慢萎縮，以致部分牙根外露，增加罹患牙根蛀壞的機會。

如果牙周炎繼續惡化，牙周組織包括牙齦和牙槽骨會受到嚴重的破壞，以致牙槽骨萎縮，牙齒因而失去支撐，變得鬆動和出現移位，最後甚至脫落。

牙周病的跡象，是你警覺到自己有以下癥兆：(1)刷牙時牙齦流血。(2)牙肉紅、腫、痛。(3)牙肉萎縮。(4)持續口臭。(5)牙齦化膿。(6)牙齒鬆動。(7)咬合改變。(8)活動假牙不密合。你應該考慮請牙醫師檢查一下自己是否已患有牙周病。

牙周病的病因

牙周病是牙齒周圍組織的疾病。如果任由牙齦（牙肉）邊緣積聚牙菌膜，牙菌膜的細菌所分泌的毒素就會引致牙周組織發炎，形成牙周病。

若有以下情況，就很容易患上牙周病或使病情惡化：

(1) 牙菌膜積聚

配戴未經徹底清潔的假牙：牙菌膜和食物渣滓容易積藏在假牙與牙齦之間的縫隙。牙石積聚：牙石粗糙的表面使牙菌膜更易積聚。牙齒排列不整齊：牙齒排列不整齊使牙齒難於清潔。

(2) 抽煙

吸煙者患牙周病的機率比非吸煙者高，並可高達五倍。吸煙者較易患牙周病的原因是：吸煙導致輕微牙周病徵狀不明顯：香煙中的化學成分如尼古丁會使血管收縮。牙周病初期徵狀是牙齦發炎，刷牙時容易出血，但由於吸煙者的血管收縮，出血現象不明顯，患者不容易察覺牙齦已經發炎，牙周病就會不知不覺地惡化。吸煙降低身體的抵抗力，從而降低牙周病患者的康復能力。香煙中的尼古丁會削弱牙周組織的癒合能力，使組織復原緩慢，導致牙周病愈趨嚴重。

(3)壓力

不同程度的壓力感，會引致不同的壓力反應，並在生理、心理、認知、情緒等方面表現出來。真正或自以為是具威脅性的事件時所激發起來的一種身心不安、緊張、焦慮、苦惱和逼迫的感受狀態。當要求高、限制多而支援少時，即會造成當事者的壓力。精神受壓可減低身體抵抗疾病的能力，例如較易患上牙周病。

(4)懷孕期賀爾蒙分泌改變

懷孕期間，孕婦的荷爾蒙分泌會有所改變。如果孕婦沒徹底清潔口腔，孕婦的牙齦就容易對牙菌膜中的細菌所分泌的毒素產生過敏反應，變得紅腫和容易出血，這現象稱為「妊娠期牙齦炎」。

(5)患系統性疾病如糖尿病、白血病、愛滋病

這些疾病會減低牙齒周圍組織抵抗細菌的能力。如果患者沒有徹底清潔口腔，牙菌膜的細菌就容易入侵，導致牙周病。另一方面，患者身體的復原能力亦較低，他們患上牙周病後會較一般人難於痊癒，因此牙周病病情會迅速惡化至嚴重階段。

(6)食用某些藥物如降血壓藥、抗癲癇藥（Anti-Epileptic Drugs）

這類藥物可使牙齦的纖維細胞增生，導致牙齦腫脹。由於積藏在牙齒與腫脹牙齦之間的牙菌膜是難以清除的，牙齦就容易紅腫發炎。

牙周病菌是一種細菌感染，從口腔蔓延到全身器官，使器官疾病惡化。牙周病菌會躲在血小板裏面。而且一旦牙周病菌進入血小板，血小板便會發生異常，彼此聚集在一起，很容易凝聚成塊，也就是說，一旦牙周病菌進入血小板中，血小板將很容易形成血栓，蔓延到不同的器官，則引起各種器官的病變。

牙周病引起之全身疾病

男性

(1)腦血管中風、動脈硬化

腦中風是國人十大死因的第二名，僅次於癌症。腦中風為一種急症，主要是因腦部的血流受阻，導致無法供應腦部氧氣的需求，若不即時接受有效的醫治，將會殘留中至重度殘障。十%在院死亡，二十五%臥床或坐輪椅，六十五%出院後仍可有獨立行動能力，但或多或少仍殘留有神經之後遺症。

動脈硬化是動脈的一種非炎症性病變，可使動脈管壁增厚、變硬，失去彈性、管腔狹小。動脈硬化是隨著人年齡增長而出現的血管疾病，其規律通常是在青少年時期發生，至中老年時期加重、發病。男性較女性多，近年來逐漸增多，成為老年人死亡的主要原因之一。

腦中風的類型有三種：

第一、腦梗塞：係因血管或身體其他部位血液內的雜質或血塊，被血流沖落形成栓子，導致腦組織壞死和功能失調，常見有腦血栓症及腦栓塞症兩種。

第二、腦出血：係因腦血管破裂，血液流入腦組織形成血塊壓迫腦組織，常見有腦組織內出血及蜘蛛膜下出血兩種。

第三、暫時性腦缺血發作：係因暫時腦部缺血引起中風症狀，但一般在二十四小時內可完全恢復，不會留下任何後遺症。

腦中風的年齡：男性大於四十五歲，女性大於五十五歲。男性中風機率較女性為高。家族史中，父親、兒子或兄弟在五十五歲前；或是母親、女兒或姊妹在六十五歲以前，發生心肌梗塞或猝死者，其發生腦中風的危險性較高。

腦中風的症狀：嘴歪眼斜，一側或兩側肢體無力麻木，意識模糊甚至昏迷、言語不清、構音障礙、溝通困難，感覺異常，吞嚥困難、流口水、眩暈、嘔吐、頭痛，步態不穩，運動失調，大小便失禁，視力障礙（複視、視力模糊不清、視野缺失），抽搐、精神上的改變：情緒冷漠、躁動不安、記憶喪失。

(2)口腔癌

口腔癌是發生在口腔部位之惡性腫瘤的總稱，九十%屬於鱗狀細胞癌，口腔包括的部位有唇、頰黏膜（唇和臉頰的內襯）、牙齒、舌頭下方的口腔底部、前三分之二的舌頭、口腔頂部的前面部分（硬顎）、牙齦以及臼齒後方的小區域。台灣口腔癌多發生的部位是舌頭及頰黏膜。口腔癌通常好發於四十五歲以上，但也可能發生在任何年齡，且以男性居多。

在台灣，口腔癌、口咽癌及下咽癌佔所有男性惡性腫瘤發生率的第四位，有逐年增加的趨勢，發生的年齡多集中在四十至七十歲之間。過去多被視為中年以後才容易罹患的口腔癌，近年來年齡有下降的趨勢。臨床上，不乏二、三十多歲的案例，它不再是中、老年人的專利。

口腔癌的症狀：口腔內部或周圍有腫脹、硬塊、脫皮落屑、或是顏色改變。嘴唇或口腔有長期不癒合的口腔黏膜潰瘍（持續超過二周以上）。口腔內或附近發生不明原因麻木感、疼痛或觸痛。口腔內不明原因出血。口腔黏膜出現白斑或紅斑。

舌頭活動度受阻。頸部有不明原因腫塊。牙關緊閉，張口困難。吞嚥或咀嚼時感到困難或疼痛。牙齦腫脹造成假牙固定不良或不適。拔牙傷口持續不癒合。

(3)冠狀動脈硬化、心肌梗塞、細菌性心內膜炎

冠狀動脈疾病，又稱為缺血性心臟病或簡稱冠心病、冠狀動脈粥狀硬化心臟病、冠狀動脈粥狀硬化心血管疾病、和冠狀動脈心臟病，是一群包含穩定型心絞痛、非穩定型心絞痛、心肌梗塞和猝死的疾病。

冠狀動脈是主動脈的分支，負責供應足夠的氧和營養素給心肌。冠狀動脈被膽固醇或血凝塊阻塞時，會形成噬菌斑導致心臟供血不足，患者需要接受血管擴張手術以暢通血管。若冠狀動脈血液被嚴重阻塞，會導致很嚴重的後果。血液不能供應到心臟會引致劇烈的心絞痛，然後心臟會衰竭，最嚴重的可能導致死亡。

冠狀動脈疾病在二〇一二年是全球第一大死因，也是人們住院的主要原因之一。二〇一三年也是全球死因首位。冠狀動脈疾病盛行率於六十五歲以上族群佔二十％、四十五至六十四歲佔七％、十八至四十五歲佔一・三％。針對同一年齡層相比，男性的發生率較女性高。

冠狀動脈疾病常見的症狀：包括胸痛或不適，有時會轉移到肩膀、手臂、背部、頸部或下顎。有些人可能會有胸口灼熱的感覺。通常症狀在運動或情緒壓力下出現，持續時間不超過數分鐘，且休息會緩解。有時會伴隨呼吸困難，有時則是毫無症狀。少數人以心肌梗塞為最初的表現。其他可能的併發症包含心臟衰竭或心律不整。

心內膜炎，雖不常見，一旦發生，其致病率和致死率都相當高。在一般的刷牙和咀嚼食物的過程中，常會引起短暫的菌血症，而菌血症的發生率和嚴重性與口腔發炎的程度有直接的相關性。因此維持良好的口腔衛生，可以減少菌血性心內膜炎的發生。另外，在口腔手術前使用漱口藥水，也可以減低菌血症的發生率。

不同的心臟結構異常，其引發心內膜炎的機率和嚴重性也不同。可分為高度危險群、中度危險群，以及可忽略的低危險群。

心內膜的症狀：病人的心臟（尤其是瓣膜）有結構上的異常。菌血症的出現，可能導因於他處的感染（如肺炎），也可能由於拔牙或其他術式，經器械所導入。

(4)細菌感染肺炎、慢性阻塞性肺部疾病

細菌性肺炎，是肺部的組織受到細菌的感染，而產生發炎，同時有實質化的現象（實質化指肺部有積液或纖維化），細菌性肺炎，可分為社區型感染的細菌性肺炎及醫院型感染的細菌性肺炎。社區型感染的細菌性肺炎，就是一般我們的生活環境中，因為被別人傳染而得到的肺炎。醫院型感染的細菌性肺炎往往都很毒，也比較嚴重、抗藥性比較多、比較不容易治癒。而社區型感染的細菌性肺炎，細菌的種類比較可以預期。

社區型感染的細菌性肺炎，臨床表現又可以分為典型與非典型二種，典型的肺炎症狀會有很厲害的發燒、咳嗽、濃痰，病人有明顯的病容，同時有呼吸困難、呼吸急促的現象；典型的肺炎最常見的是鏈球菌感染造成的。

非典型的肺炎症狀比較緩和，雖然也會有發燒、咳嗽、呼吸急促的現象，但在照X光上常常已經有肺炎的現象，肺炎的患者還可以正常生活起居，看不出來有肺炎的樣子，同時肺部以外的症狀（如：頭痛、肌肉痠痛）比典型的肺炎更為明顯；這類的非典型的肺炎大多是由黴漿菌、退伍軍人菌、肺炎披衣菌所引起的。此外，在口腔中會有很多的細菌，包括金黃色葡萄球菌、肺炎鏈球菌、革蘭氏陰性菌、厭氧菌，在我們生病抵抗力脆弱的時候，往往也是造成肺炎的原因。

(5)糖尿病

糖尿病，是一種代謝性疾病，它的特徵是患者的血糖長期高於標準值。高血糖會造成俗稱「三多一少」的症狀：吃多、喝多、尿多及體重下降。如果不進行治療，可能會引發許多併發症。急性併發症包括糖尿病酮酸血症與高滲透壓高血糖非酮酸性昏迷；嚴重的長期併發症則包括心血管疾病、中風、慢性腎臟病、糖尿病足、以及視網膜病變等。

糖尿病有兩個成因：胰臟無法生產足夠的胰島素，或者是細胞對胰島素不敏感。在臨床方面糖尿病則被分為三類：

第一型糖尿病是由於身體無法生產足夠的胰島素，過去也被叫做胰島素依賴型糖尿病或是青少年糖尿病，病因目前不明。

第二型糖尿病始於胰島素抵抗作用異常（細胞對於胰島素的反應不正常），隨著病情進展胰島素的分泌亦可能漸漸變得不足。這個類型過去被稱為非胰島素依賴型糖尿病或成人型糖尿病，病因是體重過重或缺乏運動，有研究顯示其與身體長期發炎反應有關。由於大量精緻飲食等原因，糖尿病是已開發國家的文明病之一，潛在病人數量不斷攀升，並有逐漸年輕化的趨勢。

二〇一二至二〇一三年間，每年糖尿病造成一千五百萬至五千一百萬人死亡，在死因中排名第八。一般而言，罹患糖尿病會使死亡風險加倍。亞洲人（特別是東亞人）更容易患糖尿病，並與以米飯為主食高度相關。糖尿病患中超過八十％的死亡病例發生在低收入和中等收入國家。糖尿病的預防與治療方式，包括維持均衡飲食、定期運動、戒菸，以及維持理想體重。

(6)肥胖

肥胖，醫學的定義是，過多體脂肪累積到一定程度後，對健康可能造成的負面效應；引起平均壽命減短及健康問題增加。肥胖會增加心血管疾病、第二型糖尿病、睡眠呼吸中止症、某些癌症、退化性關節炎，以及其他疾病的發生機會。

而造成肥胖的主因通常包括攝取過多熱量、缺乏運動及體質問題等。其他像基因疾病、內分泌異常、藥物影響及精神疾病也可能導致肥胖。由於肥胖的人需要花費更多能量維持較重的體重，他們的代謝率反而高於常人。

肥胖的主要治療方式：包括飲食計畫和運動。透過減少攝取高熱量食物（高油高糖食物）與增加高纖食物的比例，進而調整患者的日常飲食。

肥胖是世界上最常見的可預防死因之一，而且於成人與兒童的盛行率都在上升，它是二十一世紀最重要的公共衛生問題。在歷史上肥胖常被視為財富與多產的象徵，在部分國家直到今日都仍保有這樣的意義。二〇一三年，美國醫學會已將肥胖定義為一種疾病。

(7)攝護腺癌

攝護腺癌是男性最常見的癌症之一，其發生與年齡有關，男性在四十歲以後就有發生攝護腺癌的可能，此後發生率隨年齡增加，患攝護腺癌的風險也日漸增加。近幾年來，隨著醫療進步，老年人口增加，人口高齡化，西方飲食普及，及診斷技術進步，國人罹患攝護腺癌機會也增加。可能與年齡、賀爾蒙、種族、食物和環境有關。目前是男性第六位最常見癌症，已成為國人常見的男性泌尿道癌症。

攝護腺癌症早期，通常沒有任何症狀。開始出現症狀時，可能和良性攝護腺肥大症狀差不多，包括尿急、開始排尿時排不出來、尿流變細、尿完後滴尿、尿流斷斷續續、膀胱無法排空的感覺、夜尿、血尿等。當攝護腺癌侵犯貯精囊，會出現精液帶血或射精疼痛。若有骨轉移時會引起骨骼疼痛、病理性骨折或脊椎受到壓迫而產生神經方面的症狀。部份患者癌症已擴散至別的器官時才發現。

台灣男性壽命逐漸延長，攝護腺癌是國內近年發生率快速上升的癌症，值得重視。五十歲以上男性，應定期接受攝護腺觸診，經由早期的診斷及接受適當治療，可提高病患存活率。

(8)不孕症

不孕症，男性因素所佔比例並不低，因此，不孕症發生時男性、女性應同時檢查。不孕夫妻在接受一定範圍的檢查評估後，仍然找不到特定病因，則可歸類為不明原因的不孕，亦即用現有醫學技術無法輕易診斷的不孕症。找不到原因，並非代表正常。高齡婦女生育能力下降的情況一般也驗不出來，因此三十五歲以上的婦女即使找不到原因，也應積極面對不孕問題。不明原因的不孕症，多數病例經過適當治療仍可成功受孕。

男性不孕因素：精液異常，精子數目減少、形狀異常或活動力減弱。睪丸製造精子障礙，有先天性異常、染色體異常、荷爾蒙異常、感染性疾病、精索靜脈曲張、慢性疾病、外傷、環境毒素、睪丸腫瘤、藥物影響等病因。精子運輸系統異常，包括先天性無輸精管症或後天輸精管阻塞。性功能障礙，如陽萎、早洩或無法射精、尿道下裂等。

女性不孕因素：排卵功能異常及荷爾蒙失調。子宮頸黏液分泌異常，使精子無法順利進入子宮腔內。子宮腔結構異常，子宮內膜黏連或功能異常。輸卵管因發炎或感染（感染一定發炎、發炎不一定有感染）造成黏連或阻塞。腹腔內因素（如子宮內膜異位症，或骨盆腔、卵巢、輸卵管感染黏連）。

女性

(1)腦血管中風、動脈硬化

請見第七十二頁。

(2)急性細菌感染肺炎、慢性阻塞性肺部疾病

請見第七十六頁。

(3)冠狀動脈硬化、心肌梗塞、細菌性心內膜炎

請見第七十五頁。

(4)糖尿病

請見第七十八頁。

(5)胎兒早產

早產，主要是指胎兒在早於三十七周之前分娩的過程，其嬰兒被稱為早產兒。早產的症狀包含每次子宮收縮間隔少於十分鐘，或液體從陰道流出。早產兒會有腦麻痺、發展遲緩、聽力與視力障礙等巨大風險，越早出生則風險越大。

早產的原因尚不明朗，其風險因子包含糖尿病、高血壓、懷有多於一個胎兒、肥胖症或體重不足、一系列陰道炎、吸菸與心理壓力等等。

早產是全球各地嬰兒最常見死因，每年有將近一千五百萬的早產兒出生，約佔所有生產的五~十八%。二十三周以前出生的嬰兒，存活率幾乎為零；懷孕二十三周出生的早產兒存活率為十五%，二十四周存活率為五十五%，二十五周存活率則接近八成。周數較大的早產兒，之後的相關併發症也較少。

(6)不孕症

請見第八十一頁。

(7)骨質疏鬆

骨質疏鬆症是指，身體骨骼的骨質自出生後會隨著年紀而增加，大約在二十至三十歲會達到最高峰，之後骨質逐漸減少，女性在停經後，骨質減少的速度會加快，如果骨質流失過多，使得原本緻密的骨骼形成許多孔隙，呈現中空疏鬆的現象就是。常見的骨質疏鬆症有兩種：停經後骨質疏鬆症、老年性骨質疏鬆症（多見於七十歲以上的老人）。

骨質疏鬆症最明顯的症狀，就是脊椎壓迫性骨折，它會引起背部瘦痛，身高變矮，及駝背現象，常見的「老倒勼」即是指這種現象。骨頭因疏鬆而變薄、變脆弱、容易造成骨折，特別是前臂骨、股骨及脊椎骨。

骨質一旦流失就很難再完全恢復，預防骨質疏鬆宜趁早養足骨本，有效方法包括增加鈣質攝取，鈣質是人體骨頭最主要的成份，三十歲以前是骨骼的成長期，骨質逐漸增加而達高峰，此期如能攝取足夠的鈣質，即可建立較緻密的骨質。中年以後骨質每年約減少〇・三％～〇・五％，停經後婦女流失速度更快，為減緩骨質流失的速度，每日應攝取足夠的鈣質。

適度的戶外運動是必須的，因陽光能使身體產生維生素D，維生素D可以加強腸胃對鈣的吸收，持續而且適量的運動，可以防止骨質疏鬆、幫助睡眠、維持活力，選擇適合自己的運動（如游泳、太極拳、外丹功等），避免需要碰撞或快速移位的運動，以免摔倒。

(8)風濕性關節炎

類風濕性關節炎是一種自體免疫性疾病，引發關節疼痛、腫脹、紅腫發炎。反覆的發炎反應造成關節內部長期的破壞、肌腱縮短、肌肉不平衡，最後引起關節變形。除了引發慢性關節炎外，也會造成其它身體器官的發炎，例如引起血管炎，呼吸系統的肺膜炎、肺結節、肺血管炎。神經系統之末梢神經症及心臟的變化：如心包炎、心肌瓣膜病變。眼睛疾病：如鞏膜炎、紅膜炎。另外，如貧血、骨質疏鬆、腳部潰瘍、皮膚疹及壞疽等都是可能發生的併發症。簡言之，它是一種全身性的慢性發炎疾病。

一般在早晨起床時會覺得關節僵硬，活動一段時間後才會漸漸舒緩，而且通常是對稱性的關節出現症狀，如手腕、手肘、肩膀、膝、腳踝等的關節常有僵緊的感覺，併發關節痛的症狀時，就要留意是否為類風濕性關節炎，並盡快就醫請專業醫生檢查診斷。

任何年齡都有可能發生類風濕關節炎，但似乎以三十至五十歲最多，而且女性的發生率是男性的二至三倍，造成這種趨勢的原因不明。且通常被侵襲的關節以對稱性的多發性關節炎（左、右、同部位關節）為主，且小關節及大關節均會受侵犯。另外，上肢關節是最常發生的部位。

類風濕性關節炎的最初期症狀其實跟很多疾病類似，如累、精神不佳、胃口不好、體重減少、全身痠痛、關節不適等，可從輕微短時間的關節痛，到慢性進行的關節破壞，所以常常被忽略。

有些人會發作急性關節炎，出現突然高燒、盜汗，關節紅腫、發熱、疼痛。而慢性的關節炎症狀是痛、緊、活動範圍減少，且早上關節會僵緊，大多需要三十分鐘以上才能改善。最常見的關節緊的部位是手、手腕、膝、腳部，其他如手肘、肩膀、頸椎等，而後發炎反應會慢慢侵襲至全身其他組織器官。

牙周病菌引起之其他病變

(1)頭痛

頭痛，是一種在頭部、頸部或肩膊以上位置發生的局部疼痛。許多頭部和頸部問題的症狀都是頭痛。頭痛可能是偏頭痛、緊縮型頭痛、叢集性頭痛，有時候頸痛也解釋為頭痛的一種。頻繁的頭痛會影響人際關係及工作。有嚴重頭痛的人，患有憂鬱症的風險也比較高。頭痛是最普遍會遇到的身體不適症狀之一。

頭痛有種種起因，有些輕微，有些嚴重。頭痛的原因包括疲勞、睡眠不足、壓力、藥物影響、娛樂性藥物影響、病毒感染、普通感冒、頭部受傷、食用很冷的食物或飲料，或是牙齒問題等，而像威脅生命的腦炎、腦癌、腦膜炎及顱內動脈瘤等等，都有可能是原因。

(2) 50肩

五十肩又稱冰凍肩，是肩部軟組織及關節囊腔等受損之通稱，較易發生於五十歲左右的人。肩帶是非常複雜的三度空間關節，也是全身活動度最大的關節。可能由於某次用力過猛或動作失當，因而引起內部組織受傷、黏連，日積月累，終於造成整個關節囊都受影響。患者感到肩關節的活動受限，日常生活活動困難，如梳頭、拉拉鍊等，甚至晚上睡覺亦感困擾，經常因壓到患側肩膀而痛醒。治療時必須配合適當的肩部運動。

五十肩的成因是肩膀附近的滑液囊發炎、關節囊變窄。臨床上有極少數病人，因肝癌細胞轉移至肩胛骨、肱骨，致使肩膀疼痛，但這畢竟不常見，通常在X光影像中，多可清楚看見其骨頭已被癌細胞吞噬，與五十肩病況明顯不同。

除了肌腱炎可能與五十肩初期症狀混淆外，臨床上還偶可見部分膽囊發炎、心肌梗塞的病人，因心血管病變、臟器疼痛等因素，致使肩膀也出現疼痛現象，但如前所述，這些病人，並不會具有五十肩患者特有的夜間疼痛、肩膀在某些角度活動受阻等現象，有經驗的醫師，在經問診與檢查後，多能予以釐清。

(3)腸胃蠕動緩慢

有些患者的腸道對某些食物特別敏感或無法適應。大腸的蠕動功能失調，如果大腸的肌肉蠕動太快，來不及吸收水分，就會排氣、腹部絞痛、有便意、腹瀉或解出黏液；如果蠕動太慢，水分吸收太多，就會脹氣、感覺排便解不乾淨或便秘；有些患者則是腹瀉與便秘交替出現。有些人可能因為遺傳、慢性發炎、情緒或環境壓力使得大腸過度敏感，即使是正常的蠕動或腸氣也會讓患者感到腹痛或脹氣。

腸道為什麼會出問題？絕大部份是因為生活上的問題。保護腸道沒有撇步，高纖低脂是基本功，因為研究已經知道高油脂的食物和大腸癌息息相關，減少脂肪的攝取就是護腸最簡單的方法。而纖維可以刺激腸胃蠕動，讓排便更順暢，也減少帶著廢物的便便在身體停留的時間。除了每日攝取足夠的纖維素外，再補充足夠的水份，排便問題，和腸道好菌培養的問題，就能獲得改善。

多吃蔬菜不但可以增加纖維素幫助排便，蔬果中含的抗氧化物和微生素、微量元素等等，都可以幫助去除腸道有害物，維持腸道健康。

現代人生活行動方式，大部份都是靜態的，交通和生活的便捷，讓人運動的機會減少，很多人吃完飯就坐著工作、休息，如果飲食缺少纖維，腸胃蠕動不佳，少了運動輔助，腸胃蠕動更不好。多走動，容易便秘的人多做仰臥起坐可以幫助腸道蠕動。

(4)口臭

提到口臭，一般人總是難以啟齒。口臭，不只是火氣大，即使認真刷牙，經常使用漱口水、嚼口香糖，嘴裏仍會散發出異味，可千萬別以為只要嚴格控制有刺激性的食物，口氣就會清新無比，有時候，口腔出現異味，反而是身體內部反射給我們的警訊。

除了外來的食物種類會導致口臭，口腔內的問題也是引起口臭的原因之一。男人比女人更普遍有口臭情形，而引起口臭的原因，不良的口腔衛生佔三十六％，牙周病則佔二十一％。

特別是睡覺前沒做好口腔清潔，晚上的口水分泌量減少，食物殘渣又留在齒縫中、舌頭表面或牙周囊袋內發酵，而使口腔散發難聞的味道。如果有蛀牙、牙周病、舌苔過厚等狀況，也是造成口臭的元凶。

有些全身性的疾病也與口臭有關，從上而下的原因包括鼻道異味、鼻腔感染、鼻咽腔腫瘤、鼻蓄膿等與上呼吸道有關的疾病而來自於下方的氣管、肺部感染、肺膿瘍，甚至腎衰竭、腎功能異常、尿毒症等患者，以及肝病變，如肝衰竭、肝硬化，又或者是消化道病變，如胃炎、消化不良、便祕等，都可能是造成口臭的隱藏原因。

如果舌苔出現變化，第一個反應的就是腸胃的問題。一般人有舌苔是正常現象，表示腸胃的消化吸收能力正常，但如果因為水分不足，就會出現舌頭粗糙。若有火氣反應、循環不佳時，舌頭還會出現紅色，火氣愈來愈大，紅色愈來愈多。要解決舌苔問題，仍然需要由醫師判斷身體出了什麼問題，進而從飲食生活習慣上加以調整，才是根本的解決之道。

牙周病，臭起來要人命。根據國健局的調查，台灣四十歲以上的成年人中，有九十%以上都有輕重程度不一的牙周病，而這些牙周病患者最大的困擾，除了會出現牙齦紅腫、流血、牙齒移位或搖動等情形，惱人的還有難以解決的口臭問題。

存在於牙齒與牙齦表面的細菌，釋放出某些不好聞的氣味，就是導致口臭的原因。牙齒、牙周組織與舌苔引起的口臭，主要是因為食物殘渣、脫落上皮細胞、血球、唾液、牙齦溝液、發炎的齒齦所流出的血液，或者是口腔潰爛與腫瘤的壞死組織，因為含有氨基酸，會被口腔中的菌種分解成為揮發性有機化合物，如硫化物，而引起難聞的味道。

要消除口臭，首先就要了解臭味來自何處。口臭的原因大部分來自口腔，因此找尋專業治療時，也應該先由牙科著手，如果治療後未見改善，再請耳鼻喉科及內科醫師做進一步的檢查評估。對於其他如呼吸、腸胃或者全身性疾病所引起的口臭，更要由專門的醫師進行診治，同時也要隨時保持口腔衛生，才能達到事半功倍之效。

(5)肝病

肝病三部曲，首先是肝纖維化（要注意囉），其次是肝硬化（紅色警戒）、最後就是肝癌（危險級）。

所謂的「肝病」是指肝細胞因某些原因受傷或遭到破壞，導致肝臟的整體機能呈現不足的狀態。肝病的種類繁多，其中最具代表性的就是「肝炎」。肝炎是肝臟發炎所引起的，也就是因肝臟發炎而導致肝細胞受損的一種疾病。大部份的肝炎都是由病毒所引起的，這種「病毒性肝炎」。近年來由於美食主義盛行、飲酒年齡層下降，以及酒精消費量增加等因素，使得肝病發病的比例有逐年增加的趨勢。

在現代社會的複雜經濟結構，人們每天只顧忙碌地工作，有如機械的齒輪般不停地運轉。一般人對健康較為疏忽，得了肝病也往往無法自覺，甚至很晚才發現。通常，肝臟得病時，並沒有什麼特別明顯的症狀顯出，因為，肝臟和體內的所有器官有密切關係，一旦得病，反而看不出特別的徵候。也就是說，肝臟的疾病，若不是相當的嚴重，往往它的症狀沒有特殊的徵兆。

另外，由於肝臟本身沒有痛的神經，只有表皮略有點神經支配痛覺而已。所以肝臟內部產生什麼疾病時，若尚未觸及表面的話，並不會感覺疼痛。一旦肝病發病疼痛時，病情皆已相當嚴重。

肝硬化，是除了一小部分由肝纖維症（因肝臟病變而導致肝臟內纖維組織異常增加），轉變而來的之外，絕大多數還是由慢性肝炎所引起的。慢性肝炎有可能是因為肝炎病毒、藥物或酒精等各種原因所引起，其中最容易導致肝硬化的就是肝炎病毒，特別是C型肝炎病毒。

如果肝硬化持續惡化，壞死的肝細胞會逐漸纖維化，肝臟會變硬且逐漸萎縮，於是肝臟機能也就跟著慢慢低落，而各種症狀便會開始出現。剛開始會出現倦怠、疲勞、食慾不振、噁心或嘔吐等症狀，接著會出現腹水及浮腫的現象，更可發現有黃疸症狀，最後則會出現一些肝硬化所特有的症狀，例如手掌紅斑或是蛛網狀血管腫等。

肝臟一旦發生硬化，流至肝臟入口的血液便無法流進肝臟而喪失了去處，這些血液為了重新回到心臟只好另闢新的通道，而其中的一條通道便是從胃部往上經食道的靜脈。喪失去處的血液一旦注入食道黏膜下的靜脈，會使靜脈的薄壁膨脹成宛如一個腫瘤般，這就是所謂的食道靜脈瘤。食道是食物的必經之路，是人體非常容易受刺激的一個部位，在食物的刺激之下很有可能會造成靜脈瘤的破裂而引起大量出血。

如果病情更進一步惡化，那麼原本應該經由肝臟完成代謝的阿摩尼亞等毒性物質便會隨著血液到達腦部而對中樞神經產生刺激，如此會導致患者產生一種被稱為「肝性腦症」的症狀，陷入意識模糊或是昏睡的狀態。

肝硬化的可怕在於它常是肝癌的必經階段，也可以說是肝癌的準備狀態。有八十%的肝癌是由肝硬化轉變而來，因此肝硬化可以說是原發性肝癌的根源。一般而言，約有三十～四十%的肝硬化患者在經過二十至三十年的時間之後會轉變成肝癌。

肝癌可以分為兩大類，第一類是由原肝臟病變所轉變而來，稱之為「原發性肝癌」；第二類則是由體內其他臟器，例如肺或大腸的癌細胞擴散（或稱為轉移）而來，稱之為「轉移性肝癌」。

癌症治療的基本原則，就在於早期發現以便藉由手術將癌細胞徹底根除。對於肝癌來說，這種基本原則仍然適用，也就是說切除手術是最為確實的治療法。但必須留意一點，在人體所有的內臟中，肝臟內所含的血管特別豐富，因此肝癌細胞非常容易透過血管而於肝臟四處轉移，以致使整個肝臟都有出現癌細胞的可能。

(6)視網膜剝離

「視網膜剝離」，令人聞之色變，很多患者，尤其是高度近視或老年病患一出現飛蚊症，往往會擔心自己是不是已經視網膜剝離了，需要開刀、雷射、或可能失明等等。

如果發視網膜（大部分是周邊視網膜）有明顯的破洞或裂孔或者出現網膜變薄變性，則應先行雷射光凝固治療。很多病人由於飛蚊症而施行雷射，以為雷射之後飛蚊症即會消失，但是大部分的人在接受雷射手術之後不但飛蚊症不會消失反而增加了一大片，此乃正常現象，有的過了一陣子即改善；而雷射的主要目的乃是強化裂孔破洞周邊之黏著力，以預防玻璃體內之房水跑入洞內而造成剝離。

一旦視網膜真正剝離了，病人可遮住另外一隻眼睛作測試，如果發現視野中的某一區塊變暗變黑，則表示剝離出現相反的方位。這時候應立即臥床閉眼休息並尋求專科醫師的幫助。如果臥床休息之後裂孔周圍的水分吸收乾淨，仍可以施雷射光凝固治療，否則只有走上開刀一途。

裂孔性視網膜剝離之手術通常有三種，傳統的鞏膜扣壓術大約有八十五％的成功率，但病人術後兩、三天較疼痛難耐且術後引起複視之比例較高，甚至於造成嚴重的斜視而需要作眼肌手術。空氣填充術操作簡單，只將可膨脹的空氣注入玻璃體內再輔以冷凍或雷射治療即可。空氣填充術的缺點在於術後必須俯臥，所以一旦裂孔或破洞發生在下方視網膜或裂孔多於一個，則難以俯臥達成效果。一般而言，應用此種方式即可成功，其視力比起鞏膜扣壓為佳。

視網膜剝離雖然是一種可怕的眼科疾病，但儘快地找對醫師檢查治療仍有很高的機會免於失明的危機。

(7)耳神經痛

所謂的「耳神經痛」，是指耳朵四周神經較多，在受到過強過久的噪音或不明原因的刺激時常常會出現陣陣耳痛，通常時隱時現，往往能忍受，在檢查時卻發現不了什麼病變。耳部的感覺神經很豐富，而且和鄰近器官的神經也有聯繫，所以耳痛除了是耳本身疾病的症狀之外，也可能是鄰近器官的疾病發生的反射性耳痛。

耳痛為常見症狀，常因耳部疾病引起（原發性或耳源性耳痛），也可因耳部鄰近器官或其他器官疾病所致（繼發性或反射性耳痛）。耳痛的嚴重程度與病變的嚴重性不一定都一致，但也可能是某些嚴重疾病的信號（如耳部的惡性腫瘤）。

耳神經痛的症狀：當您拉扯耳垂、耳廓或按壓耳屏時疼痛加劇，外耳道表現紅腫，有滲出液或膿液，可能有臭味；或表現為糜爛、脫屑或結痂。在乘坐飛機後才開始耳痛的，伴有耳痛、耳鳴，耳聾、耳悶的症狀。聽力感到越來越差，出現耳悶、耳鳴等症狀，若水進入外耳道後，症狀加重，並造成耳痛。伴有發熱，耳痛劇烈，耳悶、聽力下降，耳道流膿後疼痛緩解、聽力好轉。

更嚴重的有，急、慢性化膿性中耳乳突炎病史的基礎上出現患側頭痛，發展為全頭痛，嘔吐呈噴射性。長期耳流膿史，流出血性或血膿性分泌物，初期為耳內隱痛，後期出現耳深部持續性鈍痛，並向顳部、枕部放射，耳痛夜間加劇，常伴頭痛、眩暈、面癱等症狀。化膿性中耳炎之後出現陣發性或激發性眩暈，伴噁心、嘔吐，自發性眼震，多在轉頭或壓耳屏時引起症狀。化膿性中耳炎之後出現耳後皮膚紅、腫、疼痛，可伴同側頭痛及發熱，耳後腫脹、壓痛明顯。

耳神經痛多發生於青壯年，女性較容易患病。疼痛多為一側，亦可兩側，位於枕部和後頸部，疼痛程度輕重不等，多為中度疼痛，少數病人疼痛劇烈，多為錐樣或電擊樣串痛，也可為刀割樣陣發性疼痛或跳痛，鈍痛也較常見，並向頭頂和前額部擴散。

(8)耳鳴

所謂的「耳鳴」，是指當我們的耳朵，在沒有外來聲音的刺激之下，自己卻能感受到有叮噹聲或轟隆的聲響（大部分是困擾人們的噪音感覺），可能是從耳部或頭部聽到的聲響，稱為耳鳴。耳鳴患者約佔耳科門診病患的十分之一。僅次於聽力不良的患者，而這些患者中約有百分之五的人，抱怨因為嚴重的耳鳴情形，而影響其日常生活，造成其身心疲乏不堪。

耳鳴依其發生時間的長短來分類，可分為：短暫性（急性）耳鳴及慢性耳鳴兩種。短暫性耳鳴，是指最近才產生而以前沒有的，大約小於三個月內發生的耳鳴。慢性耳鳴，是指其耳鳴已經困擾超過三個月以上。短暫性耳鳴，較容易找到其可能的致病因素，而加以改善及治癒。慢性耳鳴則因其發生時間較長，產生可能關聯的致病因素較多，且病患常身心已疲乏不堪，對醫師的信心及耐心較不夠，因此較不容易治療，常只能加以控制或改善而已，較難以治癒。

大部人對耳鳴的分類有兩種：他覺性耳鳴及自覺性耳鳴。他覺性耳鳴，即是他人（醫師）也可以用儀器或耳朵，聽到患者所抱怨的耳鳴聲（佔少部分）；而自覺性耳鳴，是只有患者自己本身才能聽得到，但別人（醫師）卻無法聽得到的耳鳴聲（佔大部分）。

耳鳴的真正原因並不清楚，依傳統及較為大眾所接受的可能原因如下：

第一，他覺性耳鳴：最常見的原因是血管性疾患（例如：靜脈、動脈及動靜脈瘻管等問題）及肌肉性疾患（例如：中耳肌、耳咽管肌及喉嚨肌等問題）所造成的脈動性耳鳴及痙攣性耳鳴。

第二，自覺性耳鳴：是最為大部分患者深受其困擾的，其可能造成的原因相當繁多，從外耳的疾患（耳垢阻塞、外耳道炎）、中耳的疾患（鼓膜穿孔、漿液性中耳炎、耳硬化症）、內耳的疾患（梅尼爾氏症、耳毒性藥物、噪音性損傷、老年性聽障）、聽神經及神經傳導路徑的疾患（聽神經瘤、腦幹血管硬化）及大腦皮質的疾患（腦中風、退化症、失憶症），只要在聽覺傳導路徑中任何一處出了問題，就可能產生異常的聲音。

耳鳴臨床上的表徵，呈現非常多樣化，可以是單側性或雙側性，也可以是連續音或間斷音、高頻音或低頻音、或其他各種不同的音色，例如：蟬鳴聲、嗡嗡聲、滴答聲、轟隆聲、蟲叫聲、叮噹聲等，正反映出其病因的複雜性及考驗醫師診斷的能力。

對於耳鳴的治療，應該是將耳鳴當成一種症狀，以改善其症狀為目標來治療，並非將耳鳴當成一種疾病，試圖去徹底治癒它；因而採用合併式的療法，以期能提高其改善率，並非治癒率，所以醫師們在治療耳鳴時，一定要時時提醒自己，耳鳴是否有可能是一種嚴重疾病的警告徵兆？

(9)心血管疾病

心血管疾病，指的是關於心臟或血管的疾病，又稱為循環系統疾病。常見的心血管疾病包括冠狀動脈症候群、中風、高血壓性心臟病、風濕性心臟病、動脈瘤、心肌病變、心房顫動、先天性心臟病、心內膜炎、以及周邊動脈阻塞性疾病等等。

不同疾病的致病機轉都不同。缺血性心臟病、中風及周邊動脈阻塞都和粥狀動脈硬化有關。它可能是由高血壓、抽菸、糖尿病、缺乏運動、肥胖、高血脂、飲食習慣不良以及過量飲酒等因素造成。心血管疾病所造成的死亡當中，由高血壓造成的佔十三%，抽菸造成的佔九%，糖尿病造成的佔六%，缺乏運動佔六%，肥胖佔五%。其他可能的因素還有風濕性心臟病，這是由鏈球菌感染喉嚨後缺乏適當治療所導致。

有九成的心血管疾病是可以預防的。可以藉著減少風險因子來預防動脈硬化，比方說健康飲食、規律運動、戒菸與控制飲酒量。控制血壓與糖尿病也對心血管健康有幫助。

心血管疾病是全球最常見的死因之一，心血管疾病在死因排行中都是名列前茅。二〇一三年心血管疾病共奪走了一千七百多萬條生命（佔總死亡數的三十一%），比起一九九〇年的一千二百多萬（佔總死亡數的二五・八%）提升了不少。一九七〇年代起，在發展中國家裏，不管哪個年齡層因心血管疾病的死亡率都在上升，相對而言在多數已開發國家中心血管疾病造成的死亡則在下降。

冠狀動脈症候群與中風造成的死亡在男性中佔總心血管疾病死亡數的八十%，在女性也佔了七十五%。大多數的心血管疾病多發生於年紀較長的成年人。超過七千一百萬的美國人有著心血管問題。其中二十到四十歲的人有十一%患有心血管疾病；四十到六十歲則有三十七%；六十到八十歲有七十一%；八十歲以上的人患有心血管疾病的比率則高達八十五％。

⑽敗血症

所謂的「敗血症」，是指致病微生物侵入血液循環中生長繁殖引起的急性全身性感染，而身體的免疫系統為了要抵抗外來的感染，例如從血液、尿液、肺臟、皮膚、或其他組織而來的微生物，而加速釋放許多化學物進入血液之中，導致全身的發炎反應和細胞受傷。

一般敗血症會以不同的症狀來表現，會有局部感染發炎相關症狀（局部的紅腫、發熱、疼痛和功能障礙、腹痛、咳嗽、氣喘等），也會有敗血症誘發的全身性症狀（寒戰、高熱、發熱、頭痛、食欲不振、噁心、嘔吐、腹脹、全身不適、肌肉痛及關節痛等），部分患者會有皮疹，以瘀點最為多見，多分布於軀幹、四肢、眼結膜、口腔黏膜等處。

嚴重的敗血症甚至會表現煩燥不安，神志不清，脈搏細速，四肢厥冷，皮膚花斑，尿量減少及血壓下降等。

全球每三秒就有人死於敗血症，敗血症有可能發生在任何年齡，但是較常發生在老年人、免疫力受損的人、或已有重病的人身上，而敗血症也會帶來更危險的預後。敗血症的病人需要及時的醫療服務，而且通常還需要住到加護病房接受輸液及抗生素等支持性治療。

(11) 糖尿病

糖尿病是一種人體將葡萄糖（醣類）轉換成能量的方式出現變化的疾病。沒有糖尿病的人其血糖值是正常的，若您沒有糖尿病，食物就會在胃中消化，並轉化成葡萄糖（一種醣類）。葡萄糖會經由血管運送到全身的細胞，而胰臟分泌的胰島素可以讓葡萄糖進入體內細胞，並提供能量。

有糖尿病的人其血糖值會有過高的情形，糖尿病患者的胰臟所製造的胰島素不足，或是其分泌的胰島素無法正常運作。不論何種情況，沒有了胰島素，細胞就無法獲得所需的葡萄糖。而葡萄糖聚積在血管內的結果，將會導致血液中的葡萄糖濃度不斷增加，而細胞們卻在「挨餓」。

若血糖值非常高，身體就會從尿液排出葡萄糖和卡路里。因此身體會出現以下的徵狀：口渴、頻尿、非常飢餓、體重自然減輕、容易疲勞、傷口不易復原、皮膚乾燥搔癢、雙腳喪失感覺，手腳有刺痛感、性功能障礙、視力模糊。

糖尿病是一種慢性疾病，即使接受治療也無法治癒。這也是一種漸進式的疾病，若不治療可能會引發複雜的併發症。幸好糖尿病是可以控制的，但患者必須接受仔細的監控，方能獲得良好的控制。一開始接受的治療計畫可能必須隨時間做調整，以便將您的血糖維持大部分時間在應有的「目標範圍」內。

(12) 淋巴癌

「淋巴瘤」又稱「惡性淋巴癌」，是一種淋巴節的疾病，也是一種全身性的疾病。因為早期症狀並不明顯，徵兆又與感冒相似，讓人容易混淆，延誤了治療黃金期。但淋巴癌是少數能治癒的癌症之一，若能早期發現，治癒率高達七十％。若發現身體有異樣腫塊便應提高警覺，到醫院進行進一步檢查。

淋巴癌的症狀大都表徵在淋巴腺的腫大，最早期的症狀是頭頸部、腋窩或腹股溝的淋巴腺腫大，這些淋巴節通常無痛也不會紅腫，會紅腫熱痛的淋巴結腫大多是淋巴腺發炎。如果表現在頸部、腹股溝、腋下的淋巴結腫大，可以從檢查上摸得到，其它身體內部的淋巴腺就無法用手摸得到。

除了淋巴結腫大之外，淋巴癌在不同的部位侵犯可以有不同的表現，如胃腸道可能會出現腸阻塞及腹瀉的徵狀；鼻咽及頭頸則可能會有鼻塞、流鼻水或扁桃腺腫大的症狀，在台灣鼻腔的淋巴瘤表現特殊，常合併鼻塞，發燒不退，與EB病毒（人類疱疹病毒）感染有關；但也有侵犯淋巴節以外之淋巴癌，便不一定會出現淋巴節腫大，但可能會出現胸水、腹水或骨頭痛、眼腫等症狀。整體而言，淋巴癌還是以淋巴腺腫大最常見。

惡性淋巴癌的病人若不接受治療，平均存活不超過二年。但若能接受適當治療，緩解機率約有七成，但有百分之四十的病人可能會復發。而在治療後症狀完全緩解的兩年後才復發者，對第二次的化療仍有良好的反應。但不論有無復發，只要適當接受治療，七年以上的存活率約佔所有惡性淋巴癌的四成左右，在癌病中是相當好的成效。

淋巴癌雖屬惡性疾病，但由於診斷方法、化學治療、放射線治療、標靶藥物的進步，與血液幹細胞移植的發展，使淋巴癌的治療效果大大提昇。只要與醫師充分合作，接受完全的檢查及治療，是可以獲得理想的結果。

(13)呼吸道疾病

呼吸道疾病，是指影響包括鼻腔通道、支氣管和肺部在內的氣道的疾病。其範圍包括從急性感染，例如肺炎和支氣管炎，到慢性病症，例如氣喘和慢性阻塞性肺病。慢性呼吸道疾病會造成氣道氣流的阻滯，因而會反覆發生喘鳴、呼吸困難等狀況。

氣喘是一種慢性呼吸道發炎性疾病，會有許多嚴重程度不一的症狀（包括：呼吸困難、呼吸時有喘鳴音、胸悶及咳嗽等），這些症狀不一定會全部一起發生，有時甚至只有咳嗽而已。氣喘所引起的咳嗽也會合併有痰的出現，通常是白色偏透明、質地稍稠，主要由呼吸道的發炎細胞、黏液、發炎物質、死去細胞的碎屑等所組成，這些痰也會加重氣喘病人呼吸道的阻塞。氣喘的病人通常會有過敏體質，每個氣喘病人的過敏原都不一樣，有可能是食物、植物、塵蟎、灰塵等；而氣溫變化也有可能誘發氣喘的急性發作。

慢性阻塞性肺病也是一種慢性呼吸道發炎性疾病。它與氣喘不同，與長期接觸空氣中的致病粒子或有毒物質相關，其中為害最大的就是抽煙。慢性阻塞性肺病所造成的症狀主要是呼吸困難、咳嗽以及痰量增加。因為呼吸道慢性發炎的持續，會使呼吸道阻塞的狀況持續增加，造成肺功能逐漸惡化。目前臨床上所使用的藥物並無法逆轉慢性阻塞性肺病病人肺功能的下降，但藥物治療可以減緩病人的症狀和併發症的發生頻率。

氣喘和慢性阻塞性肺病各有其加重因數，但當冬季來臨時，有些加重因數是共通的。冬天是流行性感冒的好發時間，當這兩類病人得到呼吸道感染時，症狀通常會比健康的人嚴重，若併發嚴重的肺炎時，甚至可能出現呼吸衰竭的情形。因此若沒有流行性感冒疫苗的禁忌症的話，建議這兩類的病人要接受流感疫苗的施打。年紀大或是疾病嚴重的慢性阻塞性肺病病人更建議要施打肺炎鏈球菌疫苗。外出時要保暖、戴口罩，也要注意空氣品質的狀況。除了平時規則用藥控制之外，也要注意避免暴露於環境中的過敏原、刺激物、以及冷空氣等誘發因數。

(14)腎臟病

正常的人腎臟有兩顆，位置在腸道後面也就是身體的後腰部。腎臟的外形像蠶豆，大小如同拳頭般。腎臟組織長期受損達數月，導致其結構或功能無法恢復正常，稱為慢性腎臟病。

腎臟的功能很重要，血液中的廢物是由我們所吃的食物代謝形成或是由肌肉活動與新陳代謝所產生，這些廢物經由腎臟行成尿液排出。同樣的，我們所吃的許多藥物，最後也是經由腎臟排出體外。

腎臟會將多餘的水分過濾後形成尿液排出，調節人體的水分，兩個腎臟一天可產出1000～2400c.c.的尿液。相對地，當身體缺乏水份時，腎臟可盡量回收水份，以穩定血壓。腎臟可以維持鈣、鈉（鹽分）、磷、鉀電解質正常並讓酸鹼度平衡，讓身體各項機能得以正常運作。並且製造和分泌賀爾蒙。

任何人都有可能罹患慢性腎臟病，但有糖尿病患者、高血壓患者、痛風患者、六十歲以上老年人、藥物濫用者、有家族腎臟病史者、蛋白尿患者、抽菸者，會比一般人更容易發生。

腎臟病初期沒有明顯症狀，所以不容易發現，常有以下症狀：覺得疲倦及倦怠精神無法集中、食慾變差、睡眠品質下降或失眠、腳或腳踝腫脹、眼睛周圍浮腫尤其是晨間、尿液次數頻繁、血尿或尿液呈現鐵色或棕色、小便泡沫增多、尿量突然減少或排尿困難、後腰部疼痛、高血壓症狀（頭暈、頭痛），可能是警訊，故須於日常生活中仔細觀察。明顯的症狀有：血尿、不明原因貧血、泡沫尿、高血壓、水腫、倦怠。

末期腎臟病若呈現尿毒症狀：噁心、嘔吐、食慾不振、皮膚搔癢、呼吸困難、四肢及心肺積水、口腔有異味等以上情形開始接受透析治療。可經由血液透析，即俗稱「洗腎」，利用血液透析機器及人工腎臟。將病人的血液流經血液透析機，過濾其血液中的廢物及過多的水分。或腹膜透析，即俗稱「洗肚子」，利用人體的自然構造腹膜作為半透膜，藉由進入肚子的透析液將身體過多的水分及代謝廢物進行排除。或腎臟移植，即經由外科手術，將一個健康的腎臟給予腎衰竭的病人稱之腎移植，移植的腎臟可以代替原來壞掉的腎臟功能。

牙周病如何預防？

(1)正確潔牙，維持良好的刷牙、漱口習慣。

正確的潔牙，是減少牙菌斑最有效的方法。由於牙齒之間的縫隙，及牙齒與牙齦之間的牙齦溝，皆是清潔上最容易忽略的死角，因此牙刷必需放置在適當的位置與角度，甚至配合牙線的使用，才能確實有效的清除牙菌斑。可以向你的牙科醫師學習正確的潔牙技巧，一旦養成習慣，是最方便省時省錢之道。我們無法把口腔變成無菌，但細菌的數量是可以有效控制的，想要不讓其為非作歹，就必須長期持之以恆，才能達到目的。

(2)定期口腔檢查，早期發現、早期治療。每半年檢查牙齒。

事實上，牙菌斑中的細菌可經唾液，在家庭成員中散佈，新生兒的口腔細菌，通常都是經由母親或照顧者的唾液傳染給嬰兒。另外也發現在三十%的牙周病患者中，其快速破壞的病情並非由細菌一手造成，也有可能是來自遺傳的因素。因此定期口腔檢查，不但有助於早期發現，早期治療的目的，而且家庭中如有年輕便發病且有嚴重牙周炎的患者，建議其家庭成員也應作適當的檢查。

(3)增強個人抵抗力，以減少細菌逞強的機會。

要有均衡的營養，抽煙、壓力會減低本身的免疫力。此外，一些不當的習慣，如磨牙、過度咀嚼硬物或者缺牙後沒有重建，造成牙齒移位，導致咬合不正等情形，不但加速牙齒的磨耗，有時也會加速牙周病的進行速度，不得不慎防。

(4)漱口水或藥物，只能作為輔助工具。

由於藥物常無法有足夠時間在口腔內停留，更無法接觸深藏在牙齦底下的牙菌斑，就算是目前最具療效的漱口水，也有長期使用後，造成牙齒的染色或舌頭麻痺的感覺，影響味覺等副作用，因此漱口藥水並非長期保健的適當方法。

(5)以乾淨的手指按摩牙齦

牙齦也會老化，牙齦也需要良好的血液循環。正常的口腔溫度約37℃左右，而罹患牙周病，或隨著年紀增長牙齦萎縮時，口腔溫度也會變低。而低溫不健康的牙齦會造成老廢物質囤積。其實，就和肩膀僵硬，血液循環惡化同理，牙齦也需要適當的按摩。

即使非牙周病的患者，很多人發現三十五歲後牙齦變得容易卡菜渣。這是因為牙齦中膠原蛋白流失，導致牙齦位置變低。牙齒和牙齒之間的齒肉，呈現緊實的倒三角形是最健康的。但隨著年齡增長，牙齦位置下降、牙齒看起來變長，齒縫的間隙因而變大。

牙齦的按摩方法，是將膠狀牙膏擠在乾淨的食指第一關節的指腹上。選擇用沒有研磨劑、牙齦護理專用的牙膏為佳。力道不用太大，像觸碰一般，輕輕地按壓牙齦即可。牙齒不整齊的人小心不要傷到牙齦，並注意保持適當的溫度及適當的力道。

牙齒要如何保健？

(1)如何正確刷牙？一天要刷幾次牙？

正確的潔牙方法，只要能徹底刷乾淨即可。三餐飯後及睡前刷，一天四次。目前口腔衛生教育仍以改良式貝式刷牙法為指引：

步驟1：將牙刷放在牙齒與牙肉交接處的牙齦溝呈四十五度角。

步驟2：刷毛覆蓋住牙齒表面，慢慢刷向咬合面，水平短距離移動，每次約二至三顆，來回刷約十五下。

步驟3：刷牙就像拖地，要有順序，否則容易忽略某塊區域，久而久之就容易蛀牙，例如從上顎右邊到左邊，再回到右邊，來到下顎，再從右邊刷到左邊。

(2)如何選擇牙刷？

刷牙是口腔保健的基本要件，合適的牙刷可以讓潔牙工作如虎添翼。相對的，不合適的牙刷也因無法有效潔牙而導致各種牙科疾病。且牙刷每隔三個月必須換一次。正常情況下，一般牙刷使用二至三個月後，刷毛會參差分岔，潔牙的效果會大打折扣，這時就該換一把新牙刷。

市售的牙刷五花八門，到底該如何選擇？專科醫師的建議如下：

1.刷頭：相當於一般迴紋針的長度為佳。因為牙齒和牙弓是弧形的，如果牙刷太大，不僅使用不易，後面牙齒也刷不到，等於縮小了刷牙範圍。

2.刷毛：以軟毛為主，因其較不易傷害牙齒。

3.刷柄：刷牙太用力時，有彈性的刷柄設計可抵銷其力量，避免傷害牙齦。一般只要好握防滑即可。

4.握柄：牙刷握柄並非考慮重點。但是一些可愛的設計，可以增加小朋友對刷牙的興趣。

5.植毛法：刷毛不要太密集，一般以三排六束為宜，不要超過十一束，否則刷毛彼此干擾，牙縫會刷不乾淨。

此外，牙刷的保養也很重要。牙刷要保持乾燥，每次使用完後應該甩乾水分，放在浴室通風的地方。而且通常幾天不用它，牙刷就容易長霉，應該丟掉，如果口腔裏面有傷口，這把牙刷剛好把細菌帶進去，造成發炎。一般有套子的牙刷，要記得拿出來透透氣。選擇合適牙刷及工具之後，輕輕刷，慢慢刷，至少超過兩分鐘，每一個牙面都要顧到，牙縫也不要忘了，做好口腔保健。

(3)如何選擇牙膏？

每天都需要刷牙，牙膏已成為生活必需品。市售牙膏品牌百百種，標榜各種功能性的牙膏令人眼花撩亂，牙膏該如何選擇？

一般牙膏主要成份有，似肥皂作用的《潔淨劑》，去污、磨光作用的《摩擦劑》，讓膏體不易乾固的《濕潤劑》，避免水分侵入、穩定膏體的《膠粘劑》，保持口腔清爽舒適、減輕口臭的《芳香劑》，還有屬於藥物性的牙膏，如何挑選適合自己的牙膏，最好還是經由醫師審慎評估。

牙膏中含氟牙膏是主流，因為氟可以使牙齒表面琺瑯質的氫氧磷灰石，強化為氟磷灰石，不易被酸腐蝕，不易齲齒更有去敏感效果，但是氟乃是有毒物質，不可吞食，尤其年紀太小的孩子，不宜使用。也有內含鉀和硝酸鹽鍶氯化物牙膏，可以治療敏感牙齒。強力清潔牙膏，內含小蘇打及過氧化氫，清潔效果很好，若無含氟，則不建議使用，因為澀口也嗆鼻。

抗菌牙膏，內含TRICLOSAN及ZNC，可以減少牙菌斑及牙齦炎。有香味的牙膏，如葡萄、橘子等口味，主要是要讓小孩子喜歡，進而養成刷牙習慣，但香味牙膏有暫時掩飾作用，若有長期口臭情形，則要找牙醫師詳細檢查。

不論是一般牙膏，或是藥物性牙膏，都要有國家衛生機關認證才可購買，以免傷害自己的健康，清潔牙齒主要是靠牙刷的機械作用，牙膏只是輔助物質，正確刷牙、飯後潔牙，牙刷及牙線的正確使用，才能守護牙齒及全身的健康。

牙齒若有痠痛或牙齦流血，應先找牙醫師檢查原因，再請牙醫師介紹適合自己使用的牙膏，才能有立竿見影的效果，確實做好口腔清潔及正確的潔牙方式才能根本治療。

(4)牙線、牙線棒與牙縫刷，如何使用？

刷牙只可以清潔牙齒表面，要清除牙齒鄰面的牙菌膜，必須每天使用牙線或牙縫刷。

★正確使用牙線的方法：

步驟1：首先取出大約二十至二十五公分長的牙線，結成一個圈。用雙手的拇指及食指操控一段約二公分長的牙線。

步驟2：把牙線左右拉動，慢慢地讓它滑進牙縫內。

步驟3：把牙線緊貼牙齒鄰面成「C」字形，並拉到牙齦溝最深的地方，上下拉動，然後把牙線緊貼另一邊鄰面重複上下拉動的動作。

步驟4：重複以上步驟直至每個牙齒鄰面都清潔為止。

請記得，每個牙縫都有兩個鄰接面要清潔，每清潔完一個齒縫，就要換一段新的牙線，因用過的牙線其實已沾滿細菌。

★正確使用牙線棒的方法：

步驟1：把牙線棒左右移動，慢慢地把牙線「滑」進牙縫，然後把牙線緊貼其中一邊牙齒鄰面。

步驟2：由牙齦溝最深的地方開始，輕輕上下拉動牙線，清潔該牙齒鄰面。

步驟3：然後把牙線緊貼另一邊牙齒鄰面。

步驟4：同樣由牙齦溝最深的地方開始，輕輕上下拉動牙線清潔。

步驟5：重複以上步驟直至每個牙齒鄰面都清潔為止。

★正確使用牙縫刷的方法：

清潔寬牙縫兩旁的牙齒鄰面，如牙齒之間的縫隙比較寬，例如因患牙周病而引致牙齦萎縮，這情況下可選擇使用牙縫刷清潔牙齒鄰面。使用牙縫刷時，只需把它攝入牙縫中，前後移動，清潔牙齒鄰面。

(5)漱口水如何使用？

漱口水可以有效的清潔牙齒、清新口氣、去除牙菌斑等等。漱口水大致可以分為兩種：保健類和治療類。保健類型的漱口水容易被我們接受，因為它的主要成分是口腔清新劑，用於去除口臭，沒有使用限制。但是治療類的漱口水，因為含有較多化學成分，比如洗必泰、復合碘劑等消炎、殺菌的藥物成分，所以並不能被所有人接受，一定要根據醫生囑咐才可以使用。

在使用漱口水之前，應先使用清水漱口。使用漱口水的方法是，將清水含在口內，鼓動兩邊腮部，使清水在口腔內能充分與牙齒、牙齦接觸，利用水力反覆的沖洗口腔各個部位，盡可能的清除掉留存在口腔內的食物殘渣，然後用約十毫升的漱口水，用上述方法再漱口一分鐘，漱完後不要再用清水漱口。

不管是哪種漱口水，都不能像牙膏一樣每天使用，以免引起口腔菌失調或者其他副作用。最嚴重的副作用就是口腔的國民反應，主要發生在高敏感體質的高發人群，最常見的副作用就是牙齒、口腔黏膜因長時間使用漱口水導致牙齒變黃、味覺改變。

漱口固然能除去口腔內的食物殘渣和部分軟垢，但遠不及刷牙徹底。刷牙的主要目的是除去附在牙齒表面的牙菌斑。透過牙刷的物理摩擦，漱口水沒有這種作用，因此無法完全除去牙菌斑。

(6)多久檢查一次牙齒？

每半年定期檢查牙齒一次，如果您是高蛀牙率患者，如小朋友、青少年、或是做過頭頸部放射治療之病患，則需三個月甚至一個月檢查一次。藉由定期檢查牙齒，可鞏固牙齒和牙齦的健康。

通過牙科檢查，牙醫能發現你牙齒的問題，幫助你保持口腔健康。牙齒問題拖延不治會導致日後更難治療。因此，牙科疾病要盡早治療，如果可能的話，最好提前預防。

● 口腔檢查的內容：

1.檢查你的牙齒、牙齦及口腔。

2.了解你的總體口腔健康狀況；了解自上次就診後，出現的牙齒、口腔及牙齦問題。

3.了解你的飲食、吸煙飲酒狀況及牙齒清潔習慣，並給出建議。

4.約定下次會診時間。

總的來說，牙齒問題隱患越小，兩次檢查時間間隔就越長。因此，若你口腔健康狀況較好，你僅需每一至兩年進行一次檢查；而牙齒問題較多的患者則需要更頻繁的檢查。建議你在牙齒問題出現之前進行全面檢查。不少患者都等到疼痛才去看牙醫，很多時候為時已晚。預防是關鍵。忽略牙齒健康，後果不堪設想。

(7)蛀牙怎麼辦？

蛀牙是牙科最常見的疾病。蛀牙是牙齒殘留著食屑，滋生細菌使之腐敗產生「酸」，「酸」使牙齒脫鈣而成為蛀洞即是蛀牙。蛀牙的形成有四要素：牙齒、食物、細菌、時間。口腔裏經常存在許多細菌，吃東西後，食物殘渣留在牙齒隙縫，經口內細菌之作用，這種酸性物質能侵蝕牙齒的組織，腐蝕琺瑯質和象牙質，慢慢形成蛀牙（或稱齲齒）。

- 蛀牙的症狀：

1. 輕度蛀牙期：在侵蝕的初期，除了牙醫師可發現外，患者沒有任何不舒服的感覺。
2. 中度蛀牙期：牙齒表面之琺瑯質，受到有機酸的侵蝕後，侵入象牙質，患者吃酸、甜、冰時感覺會有牙痠之不適感。

3.深度蛀牙期：牙齒內的神經發炎或壞死，細菌進入骨組織後，成為齒槽骨發炎、化膿、腫起來，此時蛀牙的病癥將完全表露出來。

蛀牙了該怎麼辦？蛀牙在未侵蝕至牙髓腔前，對蛀洞進行適當的牙體復形工作，若一旦侵蝕牙髓腔則須予以根管治療。蛀牙需要填補，由於牙齒本身沒有恢復能力，須先徹底清除蛀洞內的腐敗物，再填入適當的材料或製作假牙，才能阻止蛀牙的進行。敏感性牙齒的症狀會因為冷、熱、甜、酸的食物或飲料入口而引發疼痛。而這突如其來地刺痛，直接刺激到患者牙齒的神經末，引發不適。

如果有戴活動假牙，首先必須要確定，每天晚上休息的時候，要將假牙拿下來，好讓你的口腔有徹底休息的機會。記得要徹底清潔活動假牙與牙齦及上顎接觸的部份，確定你的活動假牙是永遠乾淨的，以阻止造成口臭牙菌斑的生成。

(8)口臭如何避免？

有口臭的人通常很難自覺，若由旁人的反應更令人尷尬。要檢測自己是否有口臭，最簡單的方式是將左右手合攏並收成封閉狀，包住嘴部及鼻頭處，輕輕呼一口氣後，接著用鼻吸氣，就能聞到自己的口氣或者可在使用牙線或牙籤後，聞一下味道，如果有，就表示口氣不好。

解決口臭的問題並不困難，首先要定期檢查口腔，讓牙醫師能夠清楚知道是口腔的哪一個部位堆積了牙菌斑，牙醫師也會告訴你如何有效清潔牙齒與牙齦，以及平常可能會忽略的地方。同時，餐後仔細刷牙、正確使用牙線與牙間刷、漱口水等輔助工具，也可以徹底清除積存在口腔內的食物殘屑，更是預防蛀牙與牙周病的不二法門。

此外，平常多喝水，增加唾液的分泌、保持情緒的穩定，也有助於口臭的消除。盡量避免食用香料或有強烈氣味的食物，如洋蔥、大蒜、牛肉、臘腸及魚類等，也可適度消解胃脹氣所導致的口臭。不過，可別寄望長期使用口腔芳香劑與漱口水來掩飾口臭，過度頻繁使用，可能會改變口腔內細菌生態的平衡，會導致口腔黏膜乾燥，甚至牙齒染色。

日常生活，多食全穀類食物、新鮮水果與蔬菜可強化腸胃蠕動，減少罹患口臭的機會，或者可多吃蘋果、橘子與芹菜等，也能幫助清潔牙齒、分散口腔細菌、刺激唾液的產生，都能保持口氣清新。

第三章

吃對食物

什麼該吃？什麼不該吃？

本章由作者之演講內容整理集結

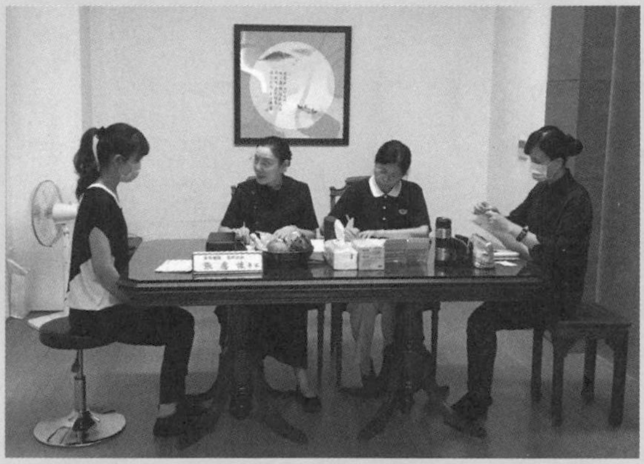

綜合病症

1、急性淋巴白血病

▼建議：

此食物單僅提供從飲食方法，調整體質，若有疾病，請至醫院定期健檢。若有機會，經過張醫師的衛教，把過脈，每個人會有自己特別的食物單。若尚未給張醫師衛教者，可參考以下所列飲食，恢復健康。

可食

早餐

主食吃到飽：

麥片（大燕麥片即沖即溶），以100℃熱開水燜泡約五分鐘即可食。加松子三顆。

加四分之一（咖啡湯匙）的秋薑黃粉，先與乾麥片拌勻再沖泡熱開水。

水煮蛋：只吃蛋白，不吃蛋黃，每周三次（周一、三、五），一次一顆。

餐後水果（按順序）：

①藍莓十二顆，②聖女小蕃茄六顆，③巨峰葡萄五顆。

亞培安素（原味無糖），每日一至二瓶，可分多次喝，每次一至二口。（與早餐隔一小時）

午餐

主食吃到飽：

糙米三分之一，紫糙米三分之一，白米三分之一。

加四分之一（咖啡湯匙）的秋薑黃粉拌飯吃。

配菜：

川七、西洋芹。（一周吃二次）

小松菜、綠苦瓜。（一周吃三次）

其他季節菜可一周輪流吃，如芥蘭菜（＋薑）、青江菜（＋薑）、山蘇（＋薑）、冬瓜（＋薑滷）、豆腐、綠豆芽、蓮藕、金針、牛蒡（醬滷八角）、黑木耳（醬滷八角）、豆包（醬滷八角）、紅白蘿蔔（＋薑，醬滷八角）、油菜（去花）、A菜、皇宮菜、紅莧菜、紅鳳菜、菠菜、地瓜葉、水蓮菜、空心菜、龍鬚菜、長年菜、大陸妹、豌豆苗、綠花椰、茼蒿、秋葵、荸薺、青椒、紅甜椒、芹菜、牛蕃茄（去皮）、山苦瓜、佛手瓜、節瓜、絲瓜、大黃瓜、小黃瓜（去皮）。

餐後水果（按順序）：

①黃金果一顆，②草莓二顆，③蘋果（手掌大）二分之一顆（去皮）。

晚餐

主食：同午餐。

配菜：

白花椰菜、高麗菜、葫瓜、白莧菜、長豆、四季豆、奶油白菜、小白菜、白苦瓜。

（晚餐的菜，不要加薑。）

餐後水果：

睡前一小時，吃一顆綠色奇異果（去皮）；其他水果禁食。

禁食

▼特別提醒：

醃製品、加工品，統統不能吃，三個月不能吃。三個月以後，可以吃，但一周只能吃二至三次。加工品不是不能吃，主要是避免吃到染色的、有色素的，豆類大部分放石灰，患者不宜。蘿蔔糕、冬粉、麵線、油飯、粽子、豆干，都不宜。等身體好了，癌細胞都沒了，就可以開放禁食，但每次適量，所謂適量，就是一、二塊，不宜多，也要注意是基改或非基改的，基改的請不要吃。避免葷食。

蔬菜類：

菇類、筍類（含茭白筍、玉米筍、蘆筍、青花菜筍）、芋頭、馬鈴薯、地瓜、玉米、栗子、菱角、山藥、海帶（芽）、蔥、洋蔥（紫）、薑（湯）、辣椒、黃椒、珊瑚藻、香菜、紫高麗菜、茄子、九層塔、南瓜。

水果類：

香蕉、芭蕉、百香果、火龍果、鳳梨、西瓜、榴槤、芒果、龍眼、水蜜桃、哈密瓜、荔枝、芭樂、柑橘類（檸檬、柳丁、香吉士、葡萄柚、文旦）。

豆製品：

豆干、豆漿、毛豆、臭豆腐、油豆腐、麵腸、百頁豆腐、花豆、黑豆、皇帝豆。

澱粉類：

米粉、冬粉、麵線、油飯、粽子、餅、粿類、麻糬、麵、麵包、蘿蔔糕、碗粿、鍋貼、水餃、蛋糕、饅頭、包子、蛋餅、燒餅油條、漢堡、披薩、勾芡食物。

其他：

含糖製品、冰品、飲料、咖啡、炸物、葷素料加工品、丸子、紅毛苔、海苔、香腸、火鍋、巧克力、鹹鴨蛋、皮蛋、麻油、苦茶油、亞麻仁籽、芥花油。

醃漬品：梅子、泡菜、蘿蔔乾、梅乾菜、豆豉、醬菜、豆腐乳、甘樹子、醋。

所有堅果類（除松子）和五穀類（除糙米、紫糙米、白米）。

葷食：牛、羊、雞、鴨、鵝、豬、魚、蝦、蟹、蚌、蛤、蚵。

▼**每日喝水量：**

如果患者是身高165cm，體重45kg。

一天共喝約2000cc。

早晨空腹300cc，水溫45℃，

早餐過後每半小時內200cc，水溫45℃。

夏天水溫45℃，冬天水溫55℃。

（請參考《食物重健——上上醫的叮嚀》第一冊，第七十二至七十三頁，飲水量表，根據每個人的身高體重有所不同。）

冬補：

十一月至二月底，黑棗二顆，龍眼乾一顆，枸杞五顆，以300cc熱開水沖泡，可回沖，當水喝。

▼提醒：

- 飯水分離（早餐若吃麥片不用）：飯前一小時開始不喝水，飯後一小時再喝水，飯中不喝湯、水，其餘時間要注意飲水量，睡前三小時，勿再飲水。
- 牛蒡、黑木耳、菠菜不可以同一天吃，牛蒡及黑木耳不要一起滷喔！若每天有吃黑木耳者，可於星期六日停吃黑木耳，改牛蒡或菠菜。
- 菠菜與豆腐、豆包不能一起煮，不要同一天吃。
- 感冒時，所有水果都要先暫停吃。
- 飯菜比例，一碗飯配一碗菜，或二碗飯配一點五碗菜。
- 每種配菜，最好在一周內輪流吃到，營養才會均衡。
- 口罩應四小時更換一次。

2、鼻咽癌轉移胃、轉移攝護腺

▼**建議：**

此食物單僅提供從飲食方法，調整體質，若有疾病，請至醫院定期健檢。若有機會，經過張醫師的衛教，把過脈，每個人會有自己特別的食物單。若尚未給張醫師衛教者，可參考以下所列飲食，恢復健康。

可食

早餐

主食吃到飽：

麥片（大燕麥片即沖即溶），以100℃熱開水燜泡約五分鐘即可食。加南瓜子五顆、松子三顆（烘焙過的）。

加一又二分之一（咖啡湯匙）的秋薑黃粉，先與乾麥片拌勻再沖泡熱開水。

餐後水果（按順序）：

①新鮮無花果一顆（去皮），②芭樂二分之一顆（去皮去籽），③火龍果六分之一顆。

亞培安素（原味無糖），每日一至二瓶，可分多次喝，每次一至二口。（與早餐隔一小時）

早上九點，新鮮百合三分之一朵，放入砂鍋加水煮軟後，熄火燜十分鐘後吃，不可調味。一種煮成一天份（半碗），一星期吃六天，每周吃。

午餐

主食吃到飽：

紫糙米三分之一，白米三分之二。

加一（咖啡湯匙）的秋薑黃粉拌飯吃。

配菜：

南瓜（去皮，蒸，二片）、節瓜。（一周吃二次）

皇宮菜、地瓜葉。（一周吃三次）

其他季節菜可一周輪流吃，如芥蘭菜（＋薑）、青江菜（＋薑）、A菜、秋葵、綠花椰、大陸妹、荸薺、油菜（去花）、紅莧菜、紅鳳菜、菠菜、豌豆苗、水蓮菜、空心菜、茼蒿、龍鬚菜、牛蒡（醬滷八角）、黑木耳（醬滷八角）、豆包（醬滷八角）、川七（＋薑）、山蘇（＋薑）、長年菜、青椒、紅甜椒、茄子、九層塔、牛蕃茄（去皮）、芹菜、西洋芹、紅白蘿蔔（＋薑，醬滷八角）、綠苦瓜、山苦瓜、冬瓜（＋薑滷）、大小黃瓜、佛手瓜、絲瓜、珊瑚藻＋香菜＋紫高麗菜涼拌（醬油、橄欖油）、海帶（芽）、金針、豆腐、蓮藕、綠豆芽。

餐後水果（按順序）：

①蘋果二分之一顆（去皮），②櫻桃三顆，③聖女小蕃茄五顆。

晚餐

主食：同午餐。

配菜：白花椰菜、高麗菜、葫瓜、白莧菜、長豆、四季豆、奶油白菜、小白菜、白苦瓜。

（晚餐的菜，不要加薑。）

餐後水果：睡前二點五小時，吃藍莓十顆；其他水果禁食。

禁食

▼特別提醒：

醃製品、加工品，統統不能吃，三個月不能吃。三個月以後，可以吃，但一周只能吃二至三次。加工品不是不能吃，主要是避免吃到染色的、有色素的，豆類大部分放石灰，患者不宜。蘿蔔糕、冬粉、麵線、油飯、粽子、豆干，都不宜。等身體好了，癌細胞都沒了，就可以開放禁食，但每次適量，所謂適量，就是一、二塊，不宜多，也要注意是基改或非基改的，基改的請不要吃。避免葷食。

蔬菜類：

菇類、筍類（含筊白筍、玉米筍、蘆筍、青花菜筍）、芋頭、馬鈴薯、地瓜、玉米、栗子、菱角、山藥、蔥、洋蔥（紫）、薑（湯）、辣椒、黃椒。

水果類：

香蕉、芭蕉、百香果、鳳梨、西瓜、榴槤、芒果、龍眼、水蜜桃、哈密瓜、荔枝、柑橘類（檸檬、柳丁、香吉士、葡萄柚、文旦）。

豆製品：

豆干、豆漿、毛豆、臭豆腐、油豆腐、麵腸、百頁豆腐、花豆、黑豆、皇帝豆。

澱粉類：

米粉、冬粉、麵線、油飯、粽子、餅、粿類、麻糬、麵、麵包、蘿蔔糕、碗粿、鍋貼、水餃、蛋糕、饅頭、包子、蛋餅、燒餅油條、漢堡、披薩、勾芡食物。

其他：

含糖製品、冰品、飲料、咖啡、炸物、葷素料加工品、丸子、紅毛苔、海苔、香腸、火鍋、巧克力、鹹鴨蛋、皮蛋、麻油、苦茶油、亞麻仁籽、芥花油。

醃漬品：梅子、泡菜、蘿蔔乾、梅乾菜、豆豉、醬菜、豆腐乳、甘樹子、醋。

所有堅果類（除南瓜子、松子）和五穀類（除紫糙米、白米）。

葷食：牛、羊、雞、鴨、鵝、豬、魚、蝦、蟹、蚌、蛤、蚵。

▼每日喝水量：

如果患者是身高165cm，體重45kg。

一天共喝約2000cc。

早晨空腹300cc，水溫45℃，

早餐過後每半小時內200cc，水溫45℃。

夏天水溫45℃，冬天水溫55℃。

（請參考《食物重健——上上醫的叮嚀》第一冊，第七十二至七十三頁，飲水量表，根據每個人的身高體重有所不同。）

冬補：

十一月至二月底，紅棗一顆，黑棗一顆，龍眼乾一顆，東洋蔘一片，以300cc熱開水沖泡，可回沖，當水喝。

◆運動

癌症患者做過化療、標靶、電療，在治療中，需要做眼操，可預防白內障及視力下降。

眼操：做大圈（距離超過肩膀畫圈），左三圈，右三圈。每一小時做一次，每轉一圈閉眼三秒。

▼提醒：

- 飯水分離（早餐若吃麥片不用）：飯前一小時開始不喝水，飯後一小時再喝水，飯中不喝湯、水，其餘時間要注意飲水量，睡前三小時，勿再飲水。
- 牛蒡、黑木耳、菠菜不可以同一天吃，牛蒡及黑木耳不要一起滷喔！

- 若每天有吃黑木耳者，可於星期六日停吃黑木耳，改牛蒡或菠菜。
- 菠菜與豆腐、豆包不能一起煮，不要同一天吃。
- 感冒時，所有水果都要先暫停吃。
- 飯菜比例，一碗飯配一碗菜，或二碗飯配一・五碗菜。
- 每種配菜，最好在一周內輪流吃到，營養才會均衡。
- 口罩應四小時更換一次。

3、乳癌轉移淋巴、轉移頸椎骨頭及小腦

▼**建議：**

此食物單僅提供從飲食方法，調整體質，若有疾病，請至醫院定期健檢。若有機會，經過張醫師的衛教，把過脈，每個人會有自己特別的食物單。若尚未給張醫師衛教者，可參考以下所列飲食，恢復健康。

可食

早餐

主食吃到飽：

麥片（大燕麥片即沖即溶），以100℃熱開水燜泡約五分鐘即可食。

加一又二分之一（咖啡湯匙）的秋薑黃粉，先與乾麥片拌勻再沖泡熱開水。

水煮蛋：只吃蛋白，不吃蛋黃，每周二次（周一、三），一次一顆。

餐後水果（按順序）：

①蘋果二分之一顆（去皮），②枇杷五顆，③聖女小蕃茄六顆。

做化療者，請食亞培安素（原味無糖），每日一至二瓶，可分多次喝，每次一至二口。（與早餐隔一小時）

早上九點，新鮮黑木耳約手掌大，前一晚先洗淨泡純水冷藏，烹煮前再洗淨撕片，放入陶瓷碗，加150cc純水，以瓷碟蓋好，蒸熟後吃，不可調味。每周三次（周一、三、五）。

午餐

主食吃到飽：

紫糙米三分之一，白米三分之二。

加一（咖啡湯匙）的秋薑黃粉拌飯吃。

配菜：

小松菜、西洋芹。（一周吃二次）

芥蘭菜（＋薑）、皇宮菜、青椒。（一周吃三次）

其他季節菜可一周輪流吃，如青江菜（＋薑）、川七（＋薑）、山蘇（＋薑）、冬瓜（＋薑，醬滷八角）、牛蒡（醬滷八角）、黑木耳（醬滷八角）、豆包（醬滷八角）、紅白蘿蔔（＋薑，醬滷八角）、油菜（去花）、A菜、紅莧菜、紅鳳菜、菠菜、地瓜葉、水蓮菜、空心菜、龍鬚菜、長年菜、大陸妹、豌豆苗、綠花椰、茼蒿、秋葵、荸薺、紅甜椒、茄子、芹菜、牛蕃茄（去皮）、綠苦瓜、山苦瓜、佛手瓜、節瓜（去皮）、絲瓜、大黃瓜、小黃瓜、南瓜（去皮，蒸，二片）、香菜、豆腐、綠豆芽、金針、蓮藕。

餐後水果（按順序）：

①芭樂二分之一顆（去皮去籽），②金棗一顆，③聖女小蕃茄五顆。

晚餐

主食：同午餐。

配菜：

白花椰菜、高麗菜、葫瓜、白莧菜、奶油白菜、小白菜、白苦瓜。

（晚餐的菜，不要加薑。）

餐後水果：

睡前一小時，吃二分之一顆綠色奇異果（去皮）；其他水果禁食。

禁食

▼**特別提醒：**

醃製品、加工品，統統不能吃，三個月不能吃。三個月以後，可以吃，但一周只能吃二至三次。加工品不是不能吃，主要是避免吃到染色的、有色素的，豆類大部分放石灰，患者不宜。蘿蔔糕、冬粉、麵線、油飯、粽子、豆干，都不宜。等身體好了，癌細胞都沒了，就可以開放禁食，但每次適量，所謂適量，就是一、二塊，不宜多，也要注意是基改或非基改的，基改的請不要吃。避免葷食。

蔬菜類：

菇類、筍類（含筊白筍、玉米筍、蘆筍、青花菜筍）、芋頭、馬鈴薯、地瓜、玉米、栗子、菱角、山藥、海帶（芽）、蔥、洋蔥（紫）、薑（湯）、辣椒、黃椒、長豆、四季豆、珊瑚藻、九層塔。

水果類：

香蕉、芭蕉、百香果、火龍果、鳳梨、西瓜、榴槤、芒果、龍眼、水蜜桃、哈密瓜、荔枝、柑橘類（檸檬、柳丁、香吉士、葡萄柚、文旦）。

豆製品：豆干、豆漿、毛豆、臭豆腐、油豆腐、麵腸、百頁豆腐、花豆、黑豆、皇帝豆。

澱粉類：米粉、冬粉、麵線、油飯、粽子、餅、粿類、麻糬、麵、麵包、蘿蔔糕、碗粿、鍋貼、水餃、蛋糕、饅頭、包子、蛋餅、燒餅油條、漢堡、披薩、勾芡食物。

其他：含糖製品、冰品、飲料、咖啡、炸物、葷素料加工品、丸子、紅毛苔、海苔、香腸、火鍋、巧克力、鹹鴨蛋、皮蛋、麻油、苦茶油、亞麻仁籽、芥花油。

醃漬品：梅子、泡菜、蘿蔔乾、梅乾菜、豆豉、醬菜、豆腐乳、甘樹子、醋。

所有堅果類和五穀類（除紫糙米、白米）。

葷食：牛、羊、雞、鴨、鵝、豬、魚、蝦、蟹、蚌、蛤、蚵。

▼每日喝水量：

如果患者是身高165cm，體重45kg。

一天共喝約2000cc。

早晨空腹300cc，水溫45℃，

早餐過後每半小時內200cc，水溫45℃。

夏天水溫45℃，冬天水溫55℃。

（請參考《食物重健——上上醫的叮嚀》第一冊，第七十二至七十三頁，飲水量表，根據每個人的身高體重有所不同。）

◆運動

癌症患者做過化療、標靶、電療，在治療中，需要做眼操，可預防白內障及視力下降。

眼操：做大圈（距離超過肩膀畫圈），左六圈，右六圈。每一小時做一次，每轉一圈閉眼三秒。

▼提醒：

- 飯水分離（早餐若吃麥片不用）：飯前一小時開始不喝水，飯後一小時再喝水，飯中不喝湯、水，其餘時間要注意飲水量，睡前三小時，勿再飲水。
- 牛蒡、黑木耳、菠菜不可以同一天吃，牛蒡及黑木耳不要一起滷喔！若每天有吃黑木耳者，可於星期六日停吃黑木耳，改牛蒡或菠菜。
- 菠菜與豆腐、豆包不能一起煮，不要同一天吃。
- 感冒時，所有水果都要先暫停吃。
- 飯菜比例，一碗飯配一碗菜，或二碗飯配一・五碗菜。
- 每種配菜，最好在一周內輪流吃到，營養才會均衡。
- 口罩應四小時更換一次。

4、胃食道逆流、膀胱瘜肉、貧血暈眩

▼建議：

此食物單僅提供從飲食方法，調整體質，若有疾病，請至醫院定期健檢。若有機會，經過張醫師的衛教，把過脈，每個人會有自己特別的食物單。若尚未給張醫師衛教者，可參考以下所列飲食，恢復健康。

可食

早餐

主食吃到飽：

麥片（大燕麥片即沖即溶），以100℃熱開水燜泡約五分鐘即可食。

加松子五顆、核桃二分之一顆、胡桃二分之一顆、腰果一顆。

加一（咖啡湯匙）的秋薑黃粉，先與乾麥片拌勻再沖泡熱開水。

餐後水果（按順序）：

①黑色葡萄（無籽）五顆，②無花果一顆（去頭），③枇杷三顆。

午餐

主食吃到飽：

胖者，糙米。

瘦者，紫糙米二分之一，白米二分之一。

配菜：

牛蕃茄（去皮）。（一周吃二次）

川七（＋薑）、皇宮菜、菠菜、地瓜葉。（一周吃三次）

其他季節菜可一周輪流吃，如芥蘭菜（＋薑）、青江菜（＋薑）、山蘇（＋

薑）、冬瓜（＋薑，醬滷八角）、牛蒡（醬滷八角）、黑木耳（醬滷八角）、豆包（醬滷八角）、紅白蘿蔔（＋薑，醬滷八角）、油菜（去花）、A菜、紅莧菜、紅鳳菜、小松菜、水蓮菜、空心菜、龍鬚菜、長年菜、大陸妹、豌豆苗、綠花椰、茼蒿、秋葵、荸薺、青椒、紅甜椒、茄子、芹菜、西洋芹、綠苦瓜、山苦瓜、佛手瓜、節瓜（去皮）、絲瓜、大黃瓜、小黃瓜（去皮）、南瓜（去皮，蒸，二片）、海帶（芽）、豆腐、綠豆芽、昆布、蓮藕、金針、珊瑚藻＋香菜＋紫高麗菜涼拌（醬油、橄欖油）。

餐後水果（按順序）：①新鮮的蔓越莓二顆，②芭樂二分之一顆（去皮去籽），③火龍果（中的）六分之一顆。

晚餐

主食：同午餐。

配菜：白花椰菜、高麗菜、葫瓜、白莧菜、長豆、四季豆、奶油白菜、小白菜、白苦瓜。

（晚餐的菜，不要加薑。）

餐後水果：睡前二小時，吃蔓越莓一顆；其他水果禁食。

禁食

▼特別提醒：

醃製品、加工品，統統不能吃，三個月不能吃。三個月以後，可以吃，但一周只能吃二至三次。加工品不是不能吃，主要是避免吃到染色的、有色素的，豆類大部分放石灰，患者不宜。蘿蔔糕、冬粉、麵線、油飯、粽子、豆

干，都不宜。等身體好了，癌細胞都沒了，就可以開放禁食，但每次適量，所謂適量，就是一、二塊，不宜多，也要注意是基改或非基改的，基改的請不要吃。避免葷食。

蔬菜類：

菇類、筍類（含筊白筍、玉米筍、蘆筍、青花菜筍）、芋頭、馬鈴薯、地瓜、玉米、栗子、菱角、山藥、蔥、洋蔥（紫）、薑（湯）、辣椒、黃椒、九層塔。

水果類：

香蕉、芭蕉、百香果、鳳梨、西瓜、榴槤、芒果、龍眼、水蜜桃、哈密瓜、荔枝、柑橘類（檸檬、柳丁、香吉士、葡萄柚、文旦）。

豆製品：

豆干、豆漿、毛豆、臭豆腐、油豆腐、麵腸、百頁豆腐、花豆、黑豆、皇帝豆。

澱粉類：
米粉、冬粉、麵線、油飯、粽子、餅、粿類、麻糬、麵、麵包、蘿蔔糕、碗粿、鍋貼、水餃、蛋糕、饅頭、包子、蛋餅、燒餅油條、漢堡、披薩、勾芡食物。

其他：
含糖製品、冰品、飲料、咖啡、炸物、葷素料加工品、丸子、紅毛苔、海苔、香腸、火鍋、巧克力、鹹鴨蛋、皮蛋、麻油、苦茶油、亞麻仁籽、芥花油。

醃漬品：梅子、泡菜、蘿蔔乾、梅乾菜、豆豉、醬菜、豆腐乳、甘樹子、醋。

所有堅果類（除松子、核桃、胡桃、腰果）和五穀類（除糙米、紫糙米、白米）。

葷食：牛、羊、雞、鴨、鵝、豬、魚、蝦、蟹、蚌、蛤、蚵。

▼每日喝水量：

如果患者是身高165cm，體重45kg。

一天共喝約2000cc。

早晨空腹300cc，水溫45℃，

早餐過後每半小時內200cc，水溫45℃。

夏天水溫45℃，冬天水溫55℃。

（請參考《食物重健——上上醫的叮嚀》第一冊，第七十二至七十三頁，飲水量表，根據每個人的身高體重有所不同。）

※紅棗一顆，黑棗一顆，龍眼乾一顆，東洋蔘二分之一片，以300cc熱開水沖泡，可回沖，當水喝。

※每月初一、十五喝四神湯，一帖四神，以三碗水煮成二碗湯，勿加其他料，不可調味，早上九點、下午三點各喝一碗，不可吃料。

▼提醒：

※飯水分離（早餐若吃麥片不用）：飯前一小時開始不喝水，飯後一小時再喝水，飯中不喝湯、水，其餘時間要注意飲水量，睡前三小時，勿再飲水。

• 牛蒡、黑木耳、菠菜不可以同一天吃，牛蒡及黑木耳不要一起滷喔！

• 若每天有吃黑木耳者，可於星期六日停吃黑木耳，改牛蒡或菠菜。

• 菠菜與豆腐、豆包不能一起煮，不要同一天吃。

• 感冒時，所有水果都要先暫停吃。

• 飯菜比例，一碗飯配一碗菜，或二碗飯配一‧五碗菜。

• 每種配菜，最好在一周內輪流吃到，營養才會均衡。

• 口罩應四小時更換一次。

5、三酸甘油脂、心臟二尖瓣膜脫垂、心臟粥狀動脈硬化

▼**建議：**

此食物單僅提供從飲食方法，調整體質，若有疾病，請至醫院定期健檢。若有機會，經過張醫師的衛教，把過脈，每個人會有自己特別的食物單。若尚未給張醫師衛教者，可參考以下所列飲食，恢復健康。

可食

早餐

主食吃到飽：

麥片（大燕麥片即沖即溶），以100℃熱開水燜泡約五分鐘即可食。

加四分之一（咖啡湯匙）的秋薑黃粉，先與乾麥片拌勻再沖泡熱開水。

餐後水果（按順序）：①聖女小蕃茄八顆，②小黃瓜二分之一條（去皮去籽），③蘋果四分之一顆（去皮）。

早上九點，新鮮黑木耳約手掌大，前一晚先洗淨泡純水冷藏，烹煮前再洗淨撕片，放入陶瓷碗，加150c.c純水，以瓷碟蓋好，蒸熟後吃，不可調味。每周五次（周一至五）。

午餐

主食吃到飽：純糙米。

配菜：

水蓮菜、茄子、九層塔。（一周吃二次）

綠花椰、西洋芹、綠苦瓜。（一周吃三次）

其他季節菜可一周輪流吃，如芥蘭菜（＋薑）、青江菜（＋薑）、川七（＋

薑）、山蘇（＋薑）、冬瓜（＋薑，醬滷八角）、牛蒡（醬滷八角）、黑木耳（醬滷八角）、豆包（醬滷八角）、紅白蘿蔔（＋薑，醬滷八角）、油菜（去花）、A菜、皇宮菜、紅莧菜、紅鳳菜、菠菜、小松菜、地瓜葉、空心菜、龍鬚菜、長年菜、大陸妹、豌豆苗、茼蒿、秋葵、荸薺、青椒、紅甜椒、芹菜、牛蕃茄（去皮）、山苦瓜、佛手瓜、節瓜（去皮）、絲瓜、大黃瓜、小黃瓜（去皮）、南瓜（去皮，蒸，二片）、綠豆芽、昆布、金針、蓮藕、海帶（芽）、豆腐、珊瑚藻＋香菜＋紫高麗菜涼拌（醬油、橄欖油）。

餐後水果（按順序）：

①楊桃一小條（去皮去籽），②聖女小蕃茄六顆，③芭樂二分之一顆（去皮去籽）。

※切記：吃完楊桃後隔一小時才能吃藥。

晚餐

配菜：

白花椰菜、高麗菜、葫瓜、白莧菜、長豆、四季豆、奶油白菜、小白菜、白苦瓜。

（晚餐的菜，不要加薑。）

餐後水果：
睡前一小時，吃一顆綠色奇異果（去皮）；其他水果禁食。

禁食

▼**特別提醒：**
醃製品、加工品，統統不能吃，三個月不能吃。三個月以後，可以吃，但一周只能吃二至三次。加工品不是不能吃，主要是避免吃到染色的、有色素的，豆類大部分放石灰，患者不宜。蘿蔔糕、冬粉、麵線、油飯、粽子、豆干，都不宜。等身體好了，癌細胞都沒了，就可以開放禁食，但每次適量，所謂適量，就是一、二塊，不宜多，也要注意是基改或非基改的，基改的請不要吃。避免葷食。

蔬菜類：

菇類、筍類（含筊白筍、玉米筍、蘆筍、青花菜筍）、芋頭、馬鈴薯、地瓜、玉米、栗子、菱角、山藥、蔥、洋蔥（紫）、薑（湯）、辣椒、黃椒。

水果類：

香蕉、芭蕉、百香果、火龍果、鳳梨、西瓜、榴槤、芒果、龍眼、水蜜桃、哈密瓜、荔枝、柑橘類（檸檬、柳丁、香吉士、葡萄柚、文旦）。

豆製品：

豆干、豆漿、毛豆、臭豆腐、油豆腐、麵腸、百頁豆腐、花豆、黑豆、皇帝豆。

澱粉類：

米粉、冬粉、麵線、油飯、粽子、餅、粿類、痲糬、麵、麵包、蘿蔔糕、碗粿、鍋貼、水餃、蛋糕、饅頭、包子、蛋餅、燒餅油條、漢堡、披薩、勾芡食物。

其他：

含糖製品、冰品、飲料、咖啡、炸物、葷素料加工品、丸子、紅毛苔、海苔、香腸、火鍋、巧克力、鹹鴨蛋、皮蛋、麻油、苦茶油、亞麻仁籽、芥花油。

醃漬品：梅子、泡菜、蘿蔔乾、梅乾菜、豆豉、醬菜、豆腐乳、甘樹子、醋。

所有堅果類和五穀類。

葷食：牛、羊、雞、鴨、鵝、豬、魚、蝦、蟹、蚌、蛤、蚵。

▼**每日喝水量：**

如果患者是身高165cm，體重45kg。

一天共喝約2000cc。

早晨空腹300cc，水溫45℃，

早餐過後每半小時內200cc，水溫45℃。

夏天水溫45℃，冬天水溫55℃。

（請參考《食物重健——上上醫的叮嚀》第一冊，第七十二至七十三頁，飲水量表，根據每個人的身高體重有所不同。）

▼提醒：

- 飯水分離（早餐若吃麥片不用）：飯前一小時開始不喝水，飯後一小時再喝水，飯中不喝湯、水，其餘時間要注意飲水量，睡前三小時，勿再飲水。
- 牛蒡、黑木耳、菠菜不可以同一天吃，牛蒡及黑木耳不要一起滷喔！若每天有吃黑木耳者，可於星期六日停吃黑木耳，改牛蒡或菠菜。
- 菠菜與豆腐、豆包不能一起煮，不要同一天吃。
- 感冒時，所有水果都要先暫停吃。
- 飯菜比例，一碗飯配一碗菜，或二碗飯配一・五碗菜。
- 每種配菜，最好在一周內輪流吃到，營養才會均衡。
- 口罩應四小時更換一次。

6、高血壓、高血脂、胃潰瘍

▼**建議：**

此食物單僅提供從飲食方法，調整體質，若有疾病，請至醫院定期健檢。若有機會，經過張醫師的衛教，把過脈，每個人會有自己特別的食物單。若尚未給張醫師衛教者，可參考以下所列飲食，恢復健康。

可食

早餐

主食吃到飽：

麥片（大燕麥片即沖即溶），以100℃熱開水燜泡約五分鐘即可食。

加三分之一（咖啡湯匙）的秋薑黃粉，先與乾麥片拌勻再沖泡熱開水。

餐後水果（按順序）：

①藍莓六顆，②火龍果六分之一顆，③芭樂二分之一顆（去皮去籽）。

午餐

主食吃到飽：

胖者，糙米三分之二，紫糙米三分之一。

瘦者，糙米三分之一，紫糙米三分之二。

※切記：一定要飯水分離。

配菜：

龍鬚菜。（一周吃二次）

川七（＋薑）、皇宮菜、西洋芹、綠苦瓜。（一周吃三次）

其他季節菜可一周輪流吃，如芥蘭菜（＋薑）、青江菜（＋薑）、山蘇（＋薑）、冬瓜（＋薑，醬滷八角）、牛蒡（醬滷八角）、黑木耳（醬滷八角）、豆包

（醬滷八角）、紅白蘿蔔（＋薑，醬滷八角）、油菜（去花）、A菜、紅鳳菜、菠菜、小松菜、地瓜葉、水蓮菜、空心菜、長年菜、大陸妹、豌豆苗、綠花椰、茼蒿、秋葵、荸薺、青椒、紅甜椒、茄子、九層塔、芹菜、牛蕃茄（去皮）、山苦瓜、佛手瓜、節瓜（去皮）、絲瓜、大黃瓜、小黃瓜（去皮）、南瓜（去皮，蒸，二片）、綠豆芽、金針、豆腐、昆布、蓮藕、海帶（芽）、珊瑚藻＋香菜＋紫高麗菜涼拌（醬油、橄欖油）。

餐後水果（按順序）：

①聖女小蕃茄三顆，②芭樂二分之一顆（去皮去籽），③酪梨三分之一顆。

晚餐

主食：同午餐

※切記：一定要飯水分離。

配菜：白花椰菜、高麗菜、葫瓜、白莧菜、長豆、四季豆、奶油白菜、小白菜、白苦瓜。

（晚餐的菜，不要加薑。）

餐後水果：睡前一小時，吃二分之一顆綠色奇異果（去皮）；其他水果禁食。

禁食

▼特別提醒：

醃製品、加工品，統統不能吃，三個月不能吃。三個月以後，可以吃，但一周只能吃二至三次。加工品不是不能吃，主要是避免吃到染色的、有色素的，豆類大部分放石灰，患者不宜。蘿蔔糕、冬粉、麵線、油飯、粽子、豆

干，都不宜。等身體好了，癌細胞都沒了，就可以開放禁食，但每次適量，所謂適量，就是一、二塊，不宜多，也要注意是基改或非基改的，基改的請不要吃。避免葷食。

蔬菜類：
菇類、筍類（含筊白筍、玉米筍、蘆筍、青花菜筍）、芋頭、馬鈴薯、地瓜、玉米、栗子、菱角、山藥、蔥、洋蔥（紫）、薑（湯）、辣椒、黃椒。

水果類：
香蕉、芭蕉、百香果、鳳梨、西瓜、榴槤、芒果、龍眼、水蜜桃、哈密瓜、荔枝、柑橘類（檸檬、柳丁、香吉士、葡萄柚、文旦）。

豆製品：
豆干、豆漿、毛豆、臭豆腐、油豆腐、麵腸、百頁豆腐、花豆、黑豆、皇帝豆。

澱粉類：米粉、冬粉、麵線、油飯、粽子、餅、粿類、麻糬、麵、麵包、蘿蔔糕、碗粿、鍋貼、水餃、蛋糕、饅頭、包子、蛋餅、燒餅油條、漢堡、披薩、勾芡食物。

其他：含糖製品、冰品、飲料、咖啡、炸物、葷素料加工品、丸子、紅毛苔、海苔、香腸、火鍋、巧克力、鹹鴨蛋、皮蛋、麻油、苦茶油、亞麻仁籽、芥花油。

醃漬品：梅子、泡菜、蘿蔔乾、梅乾菜、豆豉、醬菜、豆腐乳、甘樹子、醋。

所有堅果類和五穀類（除糙米、紫糙米）。

葷食：牛、羊、雞、鴨、鵝、豬、魚、蝦、蟹、蚌、蛤、蚵。

▼每日喝水量：

如果患者是身高165cm，體重45kg。

一天共喝約2000cc。

早晨空腹300cc，水溫45℃，

早餐過後每半小時內200cc，水溫45℃。

夏天水溫45℃，冬天水溫55℃。

（請參考《食物重健——上上醫的叮嚀》第一冊，第七十二至七十三頁，飲水量表，根據每個人的身高體重有所不同。）

▼提醒：

※飯水分離（早餐若吃麥片不用）：飯前一小時開始不喝水，飯後一小時再喝水，飯中不喝湯、水，其餘時間要注意飲水量，睡前三小時，勿再飲水。

•牛蒡、黑木耳、菠菜不可以同一天吃，牛蒡及黑木耳不要一起滷喔！若每天有吃黑木耳者，可於星期六日停吃黑木耳，改牛蒡或菠菜。

- 菠菜與豆腐、豆包不能一起煮，不要同一天吃。
- 感冒時，所有水果都要先暫停吃。
- 飯菜比例，一碗飯配一碗菜，或二碗飯配一・五碗菜。
- 每種配菜，最好在一周內輪流吃到，營養才會均衡。
- 口罩應四小時更換一次。

7、上皮腎臟癌、泌尿道上皮癌、腎臟萎縮

▼**建議：**

食物單僅提供從飲食方法，調整體質，若有疾病，請至醫院定期健檢。若有機會，經過張醫師的衛教，把過脈，每個人會有自己特別的食物單。若尚未給張醫師衛教者，可參考以下所列飲食，恢復健康。

可食

早餐

主食吃到飽：

麥片（大燕麥片即沖即溶），以100℃熱開水燜泡約五分鐘即可食。

加二點五（咖啡湯匙）的秋薑黃粉，先與乾麥片拌勻再沖泡熱開水。

水煮蛋：只吃蛋白，不吃蛋黃，每周六次（周一至六），一次二顆。

餐後水果（按順序）：

①巨峰葡萄三顆，②百香果二分之一顆，③蘋果四分之一顆（去皮）。

亞培安素（原味無糖），每日一至二瓶，可分多次喝，每次一至二口。（與早餐隔一小時）

早上九點，新鮮黑木耳約手掌大，前一晚先洗淨泡純水冷藏，烹煮前再洗淨撕片，放入陶瓷碗，加150cc純水，以瓷碟蓋好，蒸熟後吃，不可調味。每周三次（周一、二、三）。

早上九點，新鮮白木耳三分之一朵，切碎放入砂鍋加水煮軟後，再放入新鮮百合三分之一朵，熄火燜十分鐘後吃，不可調味。二種煮成一天份（一碗），一星期吃三天（周四、五、六）。

午餐

主食吃到飽：

純白米。

加一（咖啡湯匙）的秋薑黃粉拌飯吃。

配菜：

白蘿蔔（＋薑，醬滷八角）、大黃瓜。（一周吃二次）

冬瓜（＋薑，醬滷八角）、絲瓜。（一周吃三次）

其他季節菜可一周輪流吃，如芥蘭菜（＋薑）、青江菜（＋薑）、川七（＋薑）、山蘇（＋薑）、牛蒡（醬滷八角）、黑木耳（醬滷八角）、豆包（醬滷八角）、紅蘿蔔（＋薑，醬滷八角）、油菜（去花）、A菜、皇宮菜、紅莧菜、紅鳳菜、菠菜、小松菜、地瓜葉、水蓮菜、空心菜、龍鬚菜、長年菜、大陸妹、豌豆苗、綠花椰、茼蒿、秋葵、荸薺、青椒、紅甜椒、茄子、九層塔、芹菜、西洋芹、牛蕃茄（去皮）、綠苦瓜、山苦瓜、佛手瓜、節瓜（去皮）、小黃瓜（去皮）、南瓜（去皮，蒸，二片）、海帶（芽）、昆布、綠豆芽、蓮藕、金針、豆腐、珊瑚藻＋香菜＋紫高麗菜涼拌（醬油、橄欖油）。

餐後水果（按順序）：

①聖女小蕃茄三顆，②草莓二顆，③茂谷柑四分之一顆。

晚餐

主食：同午餐

配菜：

高麗菜。（一周吃三次）

白花椰菜、葫瓜、白莧菜、長豆、四季豆、奶油白菜、小白菜、白苦瓜。（晚餐的菜，不要加薑。）

※切記：所有的蔬菜都要獨立燙過（一分半鐘），獨立換水，再燙或炒至熱。午晚蔬菜要分，中午吃綠色，晚上吃白色。

餐後水果：

睡前一點五小時，吃二分之一顆綠色奇異果（去皮）；其他水果禁食。

禁食

▼特別提醒：

醃製品、加工品，統統不能吃，三個月不能吃。三個月以後，可以吃，但一周只能吃二至三次。加工品不是不能吃，主要是避免吃到染色的、有色素的，豆類大部分放石灰，患者不宜。蘿蔔糕、冬粉、麵線、油飯、粽子、豆干，都不宜。等身體好了，癌細胞都沒了，就可以開放禁食，但每次適量，所謂適量，就是一、二塊，不宜多，也要注意是基改或非基改的，基改的請不要吃。避免葷食。

蔬菜類：

菇類、筍類（含茭白筍、玉米筍、蘆筍、青花菜筍）、芋頭、馬鈴薯、地瓜、玉米、栗子、菱角、山藥、蔥、洋蔥（紫）、薑（湯）、辣椒、黃椒。

水果類：

香蕉、芭蕉、火龍果、鳳梨、西瓜、榴槤、芒果、龍眼、水蜜桃、哈密瓜、荔枝、芭樂、檸檬、柳丁、香吉士、葡萄柚、文旦。

豆製品：

豆干、豆漿、毛豆、臭豆腐、油豆腐、麵腸、百頁豆腐、花豆、黑豆、皇帝豆。

澱粉類：米粉、冬粉、麵線、油飯、粽子、餅、粿類、麻糬、麵、麵包、蘿蔔糕、碗粿、鍋貼、水餃、蛋糕、饅頭、包子、蛋餅、燒餅油條、漢堡、披薩、勾芡食物。

其他：含糖製品、冰品、飲料、咖啡、炸物、葷素料加工品、丸子、紅毛苔、海苔、香腸、火鍋、巧克力、鹹鴨蛋、皮蛋、麻油、苦茶油、亞麻仁籽、芥花油。

醃漬品：梅子、泡菜、蘿蔔乾、梅乾菜、豆豉、醬菜、豆腐乳、甘樹子、醋。

所有堅果類和五穀類（除白米）。

葷食：牛、羊、雞、鴨、鵝、豬、魚、蝦、蟹、蚌、蛤、蚵。

▼**每日喝水量：**

如果患者是身高165cm，體重45kg。

一天共喝約2000cc。

早晨空腹300cc，水溫45℃，

早餐過後每半小時內200cc，水溫45℃。

夏天水溫45℃，冬天水溫55℃。

（請參考《食物重健——上上醫的叮嚀》第一冊，第七十二至七十三頁，飲水量表，根據每個人的身高體重有所不同。）

◆**運動**

癌症患者做過化療、標靶、電療，在治療中，需要做眼操，可預防白內障及視力下降。

眼操：做大圈（距離超過肩膀畫圈），左三圈，右三圈。每一小時做一次，每轉一圈閉眼三秒。

提醒：

- 飯水分離（早餐若吃麥片不用）：飯前一小時開始不喝水，飯後一小時再喝水，飯中不喝湯、水，其餘時間要注意飲水量，睡前三小時，勿再飲水。
- 牛蒡、黑木耳、菠菜不可以同一天吃，牛蒡及黑木耳不要一起滷喔！若每天有吃黑木耳者，可於星期六日停吃黑木耳，改牛蒡或菠菜。
- 菠菜與豆腐、豆包不能一起煮，不要同一天吃。
- 感冒時，所有水果都要先暫停吃。
- 飯菜比例，一碗飯配一碗菜，或二碗飯配一・五碗菜。
- 每種配菜，最好在一周內輪流吃到，營養才會均衡。
- 口罩應四小時更換一次。

8、胰臟癌轉移肝臟、糖尿病

▼建議：

此食物單僅提供從飲食方法，調整體質，若有疾病，請至醫院定期健檢。若有機會，經過張醫師的衛教，把過脈，每個人會有自己特別的食物單。若尚未給張醫師衛教者，可參考以下所列飲食，恢復健康。

可食

早餐

主食吃到飽：

麥片（大燕麥片即沖即溶），以100℃熱開水燜泡約五分鐘即可食。加四分之一（咖啡湯匙）的秋薑黃粉，先與乾麥片拌勻再沖泡熱開水。

餐後水果（按順序）：

①聖女小蕃茄八顆，②百香果一顆，③巨峰葡萄二顆。

亞培安素（原味無糖），每日一至二瓶，可分多次喝，每次一至二口。（與早餐隔一小時）

早上九點，新鮮白木耳三分之一朵，切碎放入砂鍋加水煮軟後，熄火燜十分鐘後吃，不可調味。一種煮成一天份（一碗），一星期吃三天（周一、三、五）。

午餐

主食吃到飽：

糙米二分之一，紫糙米二分之一。

加四分之一（咖啡湯匙）的秋薑黃粉拌飯吃。

配菜：

青江菜（＋薑）、紅莧菜、節瓜（去皮）。（一周吃二次）

綠苦瓜。（一周吃三次）

其他季節菜可一周輪流吃，如芥蘭菜（＋薑）、川七（＋薑）、山蘇（＋薑）、冬瓜（＋薑，醬滷八角）、牛蒡（醬滷八角）、黑木耳（醬滷八角）、豆包（醬滷八角）、紅白蘿蔔（＋薑，醬滷八角）、油菜（去花）、A菜、皇宮菜、紅鳳菜、菠菜、小松菜、地瓜葉、水蓮菜、空心菜、龍鬚菜、長年菜、大陸妹、豌豆苗、綠花椰、茼蒿、秋葵、荸薺、青椒、紅甜椒、茄子、芹菜、西洋芹、牛蕃茄（去皮）、山苦瓜、佛手瓜、絲瓜、大黃瓜、小黃瓜（去皮）、南瓜（去皮，蒸，二片）、海帶（芽）、豆腐、綠豆芽、蓮藕、金針、珊瑚藻＋香菜＋紫高麗菜涼拌（醬油、橄欖油）。

餐後水果（按順序）：

①火龍果六分之一顆，②芭樂四分之一顆（去皮去籽），③聖女小蕃茄五顆。

晚餐

主食：同午餐

配菜：

奶油白菜。（一周吃三次）

白花椰菜、高麗菜、葫瓜、白莧菜、長豆、四季豆、小白菜、白苦瓜。

（晚餐的菜，不要加薑。）

※午晚餐菜可不分，餓了就吃。

餐後水果：

睡前一小時，吃一顆綠色奇異果（去皮）；其他水果禁食。

禁食

特別提醒：

醃製品、加工品，統統不能吃，三個月不能吃。三個月以後，可以吃，但一周只能吃二至三次。加工品不是不能吃，主要是避免吃到染色的、有色素的，豆類大部分放石灰，患者不宜。蘿蔔糕、冬粉、麵線、油飯、粽子、豆干，都不宜。等身體好了，癌細胞都沒了，就可以開放禁食，但每次適量，所謂適量，就是一、二塊，不宜多，也要注意是基改或非基改的，基改的請不要吃。避免葷食。

蔬菜類：

菇類、筍類（含筊白筍、玉米筍、蘆筍、青花菜筍）、芋頭、馬鈴薯、地瓜、玉米、栗子、菱角、山藥、蔥、洋蔥（紫）、薑（湯）、辣椒、黃椒、九層塔。

水果類：

香蕉、芭蕉、鳳梨、西瓜、榴槤、芒果、龍眼、水蜜桃、哈密瓜、荔枝、柑橘

類（檸檬、柳丁、香吉士、葡萄柚、文旦）

豆製品：豆干、豆漿、毛豆、臭豆腐、油豆腐、麵腸、百頁豆腐、花豆、黑豆、皇帝豆。

澱粉類：米粉、冬粉、麵線、油飯、粽子、餅、粿類、麻糬、麵、麵包、蘿蔔糕、碗粿、鍋貼、水餃、蛋糕、饅頭、包子、蛋餅、燒餅油條、漢堡、披薩、勾芡食物。

其他：含糖製品、冰品、飲料、咖啡、炸物、葷素料加工品、丸子、紅毛苔、海苔、香腸、火鍋、巧克力、鹹鴨蛋、皮蛋、麻油、苦茶油、亞麻仁籽、芥花油。

醃漬品：梅子、泡菜、蘿蔔乾、梅乾菜、豆豉、醬菜、豆腐乳、甘樹子、醋。

所有堅果類和五穀類（除糙米、紫糙米）。

葷食：牛、羊、雞、鴨、鵝、豬、魚、蝦、蟹、蚌、蛤、蚵。

▼每日喝水量：

如果患者是身高165cm，體重45kg。

一天共喝約2000cc。

早晨空腹300cc，水溫45℃，

早餐過後每半小時內200cc，水溫45℃。

夏天水溫45℃，冬天水溫55℃。

（請參考《食物重健——上上醫的叮嚀》第一冊，第七十二至七十三頁，飲水量表，根據每個人的身高體重有所不同。）

◆運動

癌症患者做過化療、標靶、電療，在治療中，需要做眼操，可預防白內障及視力下降。

眼操：做中圈（距離不超過肩膀畫圈），左三圈，右三圈。每一小時做一次，每轉一圈閉眼三秒。

▼**提醒：**

- 飯水分離（早餐若吃麥片不用）：飯前一小時開始不喝水，飯後一小時再喝水，飯中不喝湯、水，其餘時間要注意飲水量，睡前三小時，勿再飲水。
- 牛蒡、黑木耳、菠菜不可以同一天吃，牛蒡及黑木耳不要一起滷喔！若每天有吃黑木耳者，可於星期六日停吃黑木耳，改牛蒡或菠菜。
- 菠菜與豆腐、豆包不能一起煮，不要同一天吃。
- 感冒時，所有水果都要先暫停吃。
- 飯菜比例，一碗飯配一碗菜，或二碗飯配一・五碗菜。
- 每種配菜，最好在一周內輪流吃到，營養才會均衡。

※口罩應四小時更換一次。

9、缺乏蛋白質貧血、血小板下降、血壓偏低

▼**建議：**

此食物單僅提供從飲食方法，調整體質，若有疾病，請至醫院定期健檢。若有機會，經過張醫師的衛教，把過脈，每個人會有自己特別的食物單。若尚未給張醫師衛教者，可參考以下所列飲食，恢復健康。

可食

早餐

主食吃到飽：

麥片（大燕麥片即沖即溶），以100℃熱開水燜泡約五分鐘即可食。

加松子八顆、夏威夷果一顆、腰果一顆、核桃一顆。

加三（咖啡湯匙）的紅豆粉，先與乾麥片拌勻再沖泡熱開水。

水煮蛋：只吃蛋白，不吃蛋黃，每周七次（周一至周日），一次二顆。

餐後水果（按順序）：

①酪梨二分之一顆，②榴槤一小條，③藍莓十顆。

亞培安素（原味無糖），每日一至二瓶，可分多次喝，每次一至二口。（與早餐隔一小時）

早上九點，新鮮白木耳三分之一朵，切碎放入砂鍋加水煮軟後，再放入新鮮百合三分之一朵，熄火燜十分鐘後吃，不可調味。二種煮成一天份（一碗），一星期吃四天（周一至周四）。

※月經來時，老薑約二分之一手掌大，去皮切片，水約蓋過老薑十公分，煮滾後再加黑糖煮開，早、午各喝一碗，喝至月經結束。

午餐

主食吃到飽：

紫糙米三分之一，白米三分之二。

配菜：

牛蒡（醬滷八角）、紅莧菜、紅甜椒、海帶（芽）。（一周吃二次）

紅鳳菜、茄子。（一周吃三次）

其他季節菜可一周輪流吃，如芥蘭菜（＋薑）、青江菜（＋薑）、川七（＋薑）、山蘇（＋薑）、冬瓜（＋薑，醬滷八角）、黑木耳（醬滷八角）、豆包（醬滷八角）、紅白蘿蔔（＋薑，醬滷八角）、油菜（去花）、A菜、皇宮菜、菠菜、小松菜、地瓜葉、水蓮菜、空心菜、龍鬚菜、長年菜、大陸妹、豌豆苗、綠花椰、茼蒿、秋葵、荸薺、青椒、九層塔、芹菜、西洋芹、牛蕃茄（去皮）、綠苦瓜、山苦瓜、佛手瓜、節瓜（去皮）、絲瓜、大黃瓜、小黃瓜（去皮）、南瓜（去皮，蒸，二片）、昆布、豆腐、綠豆芽、蓮藕、金針、珊瑚藻＋香菜＋紫高麗菜涼拌（醬油、橄欖油）。

餐後水果（按順序）：

①釋迦二分之一顆，②柿子一顆，③紅色葡萄五顆。

晚餐

配菜：

白花椰菜、高麗菜、葫瓜、白莧菜、長豆、四季豆、奶油白菜、小白菜、白苦瓜。

（晚餐的菜，不要加薑。）

餐後水果：

睡前一點五小時，吃紅色葡萄五顆；其他水果禁食。

禁食

▼特別提醒：

醃製品、加工品，統統不能吃，三個月不能吃。三個月以後，可以吃，但一周只能吃二至三次。加工品不是不能吃，主要是避免吃到染色的、有色素的，豆類大部分放石灰，患者不宜。蘿蔔糕、冬粉、麵線、油飯、粽子、豆干，都不宜。等身體好了，癌細胞都沒了，就可以開放禁食，但每次適量，所謂適量，就是一、二塊，不宜多，也要注意是基改或非基改的，基改的請不要吃。避免葷食。

蔬菜類：

菇類、筍類（含筊白筍、玉米筍、蘆筍、青花菜筍）、芋頭、馬鈴薯、地瓜、玉米、栗子、菱角、山藥、蔥、洋蔥（紫）、薑（湯）、辣椒、黃椒。

水果類：

香蕉、芭蕉、百香果、火龍果、鳳梨、西瓜、芒果、龍眼、水蜜桃、哈密瓜、荔枝、芭樂、柑橘類（檸檬、柳丁、香吉士、葡萄柚、文旦）。

豆製品：
豆干、豆漿、毛豆、臭豆腐、油豆腐、麵腸、百頁豆腐、花豆、黑豆、皇帝豆。

澱粉類：
米粉、冬粉、麵線、油飯、粽子、餅、粿類、麻糬、麵、麵包、蘿蔔糕、碗粿、鍋貼、水餃、蛋糕、饅頭、包子、蛋餅、燒餅油條、漢堡、披薩、勾芡食物。

其他：
含糖製品、冰品、飲料、咖啡、炸物、葷素料加工品、丸子、紅毛苔、海苔、香腸、火鍋、巧克力、鹹鴨蛋、皮蛋、麻油、苦茶油、亞麻仁籽、芥花油。

醃漬品：梅子、泡菜、蘿蔔乾、梅乾菜、豆豉、醬菜、豆腐乳、甘樹子、醋。

所有堅果類（除松子、夏威夷果、腰果、核桃）和五穀類。

葷食：牛、羊、雞、鴨、鵝、豬、魚、蝦、蟹、蚌、蛤、蚵。

▼每日喝水量：

如果患者是身高165cm，體重45kg。

一天共喝約2000cc。

早晨空腹300cc，水溫45℃，

早餐過後每半小時內200cc，水溫45℃。

夏天水溫45℃，冬天水溫55℃。

（請參考《食物重健——上上醫的叮嚀》第一冊，第七十二至七十三頁，飲水量表，根據每個人的身高體重有所不同。）

▼**提醒：**

- 飯水分離（早餐若吃麥片不用）：飯前一小時開始不喝水，飯後一小時再喝水，飯中不喝湯、水，其餘時間要注意飲水量，睡前三小時，勿再飲水。
- 牛蒡、黑木耳、菠菜不可以同一天吃，牛蒡及黑木耳不要一起滷喔！
- 若每天有吃黑木耳者，可於星期六日停吃黑木耳，改牛蒡或菠菜。
- 菠菜與豆腐、豆包不能一起煮，不要同一天吃。
- 感冒時，所有水果都要先暫停吃。
- 飯菜比例，一碗飯配一碗菜，或二碗飯配一・五碗菜。
- 每種配菜，最好在一周內輪流吃到，營養才會均衡。
- 口罩應四小時更換一次。

10、肝血管腫瘤、脖子甲狀腺腫瘤、類風濕性關節炎

▼**建議：**

此食物單僅提供從飲食方法，調整體質，若有疾病，請至醫院定期健檢。若有機會，經過張醫師的衛教，把過脈，每個人會有自己特別的食物單。若尚未給張醫師衛教者，可參考以下所列飲食，恢復健康。

可食

早餐

主食吃到飽：

麥片（大燕麥片即沖即溶），以100℃熱開水燜泡約五分鐘即可食。

加三分之一（咖啡湯匙）的秋薑黃粉，先與乾麥片拌勻再沖泡熱開水。

餐後水果（按順序）：

①藍莓十顆，②巨峰葡萄五顆，③蘋果二分之一顆。

亞培安素（原味無糖），每日一至二瓶，可分多次喝，每次一至二口。（與早餐隔一小時）

午餐

主食吃到飽：

糙米二分之一，紫糙米二分之一。

加三分之一（咖啡湯匙）的秋薑黃粉拌飯吃。

配菜：

紅莧菜、青椒、紅甜椒、茄子、佛手瓜。（一周吃二次）

芥蘭菜（＋薑）、皇宮菜。（一周吃三次）

其他季節菜可一周輪流吃，如青江菜（＋薑）、川七（＋薑）、山蘇（＋薑）、冬瓜（＋薑，醬滷八角）、牛蒡（醬滷八角）、黑木耳（醬滷八角）、豆包（醬滷八角）、紅白蘿蔔（＋薑，醬滷八角）、油菜（去花）、A菜、紅鳳菜、菠菜、小松菜、地瓜葉、水蓮菜、空心菜、龍鬚菜、長年菜、大陸妹、豌豆苗、綠花椰、茼蒿、秋葵、荸薺、芹菜、西洋芹、牛蕃茄（去皮）、綠苦瓜、山苦瓜、節瓜（去皮）、絲瓜、大黃瓜、小黃瓜（去皮）、豆腐、綠豆芽、蓮藕、金針、香菜＋紫高麗菜涼拌（醬油、橄欖油）。

餐後水果（按順序）：

①蘋果二分之一顆，②新鮮無花果一顆，③芭樂四分之一顆（去皮去籽）。

晚餐

主食：同午餐

配菜：白花椰菜、高麗菜、葫瓜、白莧菜、長豆、四季豆、奶油白菜、小白菜、白苦瓜。（晚餐的菜，不要加薑。）

餐後水果：睡前一小時，吃一點五顆綠色奇異果（去皮）；其他水果禁食。

禁食

▼**特別提醒：**

醃製品、加工品，統統不能吃，三個月不能吃。三個月以後，可以吃，但一周只能吃二至三次。加工品不是不能吃，主要是避免吃到染色的、有色素的，豆類大部分放石灰，患者不宜。蘿蔔糕、冬粉、麵線、油飯、粽子、豆

干，都不宜。等身體好了，癌細胞都沒了，就可以開放禁食，但每次適量，所謂適量，就是一、二塊，不宜多，也要注意是基改或非基改的，基改的請不要吃。避免葷食。

蔬菜類：

菇類、筍類（含筊白筍、玉米筍、蘆筍、青花菜筍）、芋頭、馬鈴薯、地瓜、玉米、栗子、菱角、山藥、海帶（芽）、蔥、洋蔥（紫）、薑（湯）、辣椒、黃椒、珊瑚藻、九層塔、南瓜。

水果類：

香蕉、芭蕉、百香果、火龍果、鳳梨、西瓜、榴槤、芒果、龍眼、水蜜桃、哈密瓜、荔枝、柑橘類（檸檬、柳丁、香吉士、葡萄柚、文旦）。

豆製品：

豆干、豆漿、毛豆、臭豆腐、油豆腐、麵腸、百頁豆腐、花豆、黑豆、皇帝豆。

澱粉類：米粉、冬粉、麵線、油飯、粽子、餅、粿類、麻糬、麵、麵包、蘿蔔糕、碗粿、鍋貼、水餃、蛋糕、饅頭、包子、蛋餅、燒餅油條、漢堡、披薩、勾芡食物。

其他：

含糖製品、冰品、飲料、咖啡、炸物、葷素料加工品、丸子、紅毛苔、海苔、香腸、火鍋、巧克力、鹹鴨蛋、皮蛋、麻油、苦茶油、亞麻仁籽、芥花油。

醃漬品：梅子、泡菜、蘿蔔乾、梅乾菜、豆豉、醬菜、豆腐乳、甘樹子、醋。

所有堅果類和五穀類（除糙米、紫糙米）。

葷食：牛、羊、雞、鴨、鵝、豬、魚、蝦、蟹、蚌、蛤、蚵。

▼**每日喝水量：**

如果患者是身高165cm，體重45kg。

一天共喝約2000cc。

早晨空腹300cc，水溫45℃，

早餐過後每半小時內200cc，水溫45℃。

夏天水溫45℃，冬天水溫55℃。

（請參考《食物重健——上上醫的叮嚀》第一冊，第七十二至七十三頁，飲水量表，根據每個人的身高體重有所不同。）

◆**運動**

癌症患者做過化療、標靶、電療，在治療中，需要做眼操，可預防白內障及視力下降。

眼操：做大圈（距離超過肩膀畫圈），左三圈，右三圈。每一小時做一次，每轉一圈閉眼三秒。

提醒：

- 飯水分離（早餐若吃麥片不用）：飯前一小時開始不喝水，飯後一小時再喝水，飯中不喝湯、水，其餘時間要注意飲水量，睡前三小時，勿再飲水。
- 牛蒡、黑木耳、菠菜不可以同一天吃，牛蒡及黑木耳不要一起滷喔！
- 若每天有吃黑木耳者，可於星期六日停吃黑木耳，改牛蒡或菠菜。
- 菠菜與豆腐、豆包不能一起煮，不要同一天吃。
- 感冒時，所有水果都要先暫停吃。
- 飯菜比例，一碗飯配一碗菜，或二碗飯配一・五碗菜。
- 每種配菜，最好在一周內輪流吃到，營養才會均衡。
- 口罩應四小時更換一次。

11、乳癌、淋巴癌、B肝帶原

▼**建議：**

此食物單僅提供從飲食方法，調整體質，若有疾病，請至醫院定期健檢。若有機會，經過張醫師的衛教，把過脈，每個人會有自己特別的食物單。若尚未給張醫師衛教者，可參考以下所列飲食，恢復健康。

可食

早餐

主食吃到飽：

麥片（大燕麥片即沖即溶），以100℃熱開水燜泡約五分鐘即可食。加一點五（咖啡湯匙）的秋薑黃粉，先與乾麥片拌勻再沖泡熱開水。

餐後水果（按順序）：

①聖女小蕃茄五顆，②巨峰葡萄三顆，③蘋果二分之一顆。

亞培安素（原味無糖），每日一至二瓶，可分多次喝，每次一至二口。（與早餐隔一小時）

早上九點，新鮮白木耳三分之一朵，切碎放入砂鍋加水煮軟後，再放入新鮮百合三分之一朵，熄火燜十分鐘後吃，不可調味。二種煮成一天份（一碗），一星期吃三天（周一、三、五）。

午餐

主食吃到飽：

紫糙米三分之一，白米三分之二。

加一（咖啡湯匙）的秋薑黃粉拌飯吃。

配菜：

青江菜（＋薑）、山蘇（＋薑）、空心菜。（一周吃二次）

皇宮菜、綠苦瓜。（一周吃三次）

其他季節菜可一周輪流吃，如芥蘭菜（＋薑）、川七（＋薑）、冬瓜（＋薑，醬滷八角）、牛蒡（醬滷八角）、黑木耳（醬滷八角）、豆包（醬滷八角）、紅白蘿蔔（＋薑，醬滷八角）、油菜（去花）、A菜、紅莧菜、紅鳳菜、菠菜、小松菜、地瓜葉、水蓮菜、龍鬚菜、長年菜、大陸妹、豌豆苗、綠花椰、茼蒿、秋葵、荸薺、青椒、紅甜椒、茄子、芹菜、西洋芹、牛蕃茄（去皮）、山苦瓜、佛手瓜、節瓜（去皮）、絲瓜、大黃瓜、小黃瓜（去皮）、豆腐、綠豆芽、蓮藕、金針、香菜＋紫高麗菜涼拌（醬油、橄欖油）。

餐後水果（按順序）：

①美濃瓜（香瓜）六分之一顆，②蘋果二分之一顆，③櫻桃二顆。

晚餐

主食：同午餐。

配菜：

白花椰菜、葫瓜、白莧菜、奶油白菜、小白菜、白苦瓜。

（晚餐的菜，不要加薑。）

餐後水果：

睡前一小時，吃一顆綠色奇異果（去皮）；其他水果禁食。

禁食

▼**特別提醒**：

醃製品、加工品，統統不能吃，三個月不能吃。三個月以後，可以吃，但一周只能吃二至三次。加工品不是不能吃，主要是避免吃到染色的、有色素的，豆類大部分放石灰，患者不宜。蘿蔔糕、冬粉、麵線、油飯、粽子、豆干，都不宜。等身體好了，癌細胞都沒了，就可以開放禁食，但每次適量，所謂適量，就是一、二塊，不宜多，也要注意是基改或非基改的，基改的請不要吃。避免葷食。

蔬菜類：

菇類、筍類（含筊白筍、玉米筍、蘆筍、青花菜筍）、芋頭、馬鈴薯、地瓜、玉米、栗子、菱角、山藥、海帶（芽）、蔥、洋蔥（紫）、薑（湯）、辣椒、黃椒、高麗菜、四季豆、長豆、珊瑚藻、南瓜、九層塔。

水果類：

香蕉、芭蕉、百香果、火龍果、鳳梨、西瓜、榴槤、芒果、龍眼、水蜜桃、哈密瓜、荔枝、芭樂、柑橘類（檸檬、柳丁、香吉士、葡萄柚、文旦）。

豆製品：豆干、豆漿、毛豆、臭豆腐、油豆腐、麵腸、百頁豆腐、花豆、黑豆、皇帝豆。

澱粉類：米粉、冬粉、麵線、油飯、粽子、餅、粿類、麻糬、麵、麵包、蘿蔔糕、碗粿、鍋貼、水餃、蛋糕、饅頭、包子、蛋餅、燒餅油條、漢堡、披薩、勾芡食物。

其他：含糖製品、冰品、飲料、咖啡、炸物、葷素料加工品、丸子、紅毛苔、海苔、香腸、火鍋、巧克力、鹹鴨蛋、皮蛋、麻油、苦茶油、亞麻仁籽、芥花油。

醃漬品：梅子、泡菜、蘿蔔乾、梅乾菜、豆豉、醬菜、豆腐乳、甘樹子、醋。

所有堅果類和五穀類。

葷食：牛、羊、雞、鴨、鵝、豬、魚、蝦、蟹、蚌、蛤、蚵。

▼**每日喝水量：**

如果患者是身高165cm，體重45kg。

一天共喝約2000cc。

早晨空腹300cc，水溫45℃，

早餐過後每半小時內200cc，水溫45℃。

夏天水溫45℃，冬天水溫55℃。

（請參考《食物重健——上上醫的叮嚀》第一冊，第七十二至七十三頁，飲水量表，根據每個人的身高體重有所不同。）

※冬天必須要補品。

冬補：十一月至二月底，紅棗一顆，黑棗一顆，東洋蔘二分之一片，以200c.c熱開水沖泡，可回沖，當水喝。

◆**運動**

癌症患者做過化療、標靶、電療，在治療中，需要做眼操，可預防白內障及視力下降。

眼操：做大圈（距離超過肩膀畫圈），左三圈，右三圈。每一小時做一次，每轉一圈閉眼三秒。

提醒：

※飯水分離（早餐若吃麥片不用）：飯前一小時開始不喝水，飯後一小時再喝水，飯中不喝湯、水，其餘時間要注意飲水量，睡前三小時，勿再飲水。

- 牛蒡、黑木耳、菠菜不可以同一天吃，牛蒡及黑木耳不要一起滷喔！若每天有吃黑木耳者，可於星期六日停吃黑木耳，改牛蒡或菠菜。
- 菠菜與豆腐、豆包不能一起煮，不要同一天吃。
- 感冒時，所有水果都要先暫停吃。
- 飯菜比例，一碗飯配一碗菜，或二碗飯配一‧五碗菜。
- 每種配菜，最好在一周內輪流吃到，營養才會均衡。
- 口罩應四小時更換一次。

12、紅斑性狼瘡、重症肌無力、骨質疏鬆

▼**建議：**

此食物單僅提供從飲食方法，調整體質，若有疾病，請至醫院定期健檢。若有機會，經過張醫師的衛教，把過脈，每個人會有自己特別的食物單。若尚未給張醫師衛教者，可參考以下所列飲食，恢復健康。

可食

早餐

主食吃到飽：

麥片（大燕麥片即沖即溶），以100℃熱開水燜泡約五分鐘即可食。加松子六顆、腰果一顆、南瓜子十顆、核桃一顆。

加一點五（咖啡湯匙）的秋薑黃粉，先與乾麥片拌勻再沖泡熱開水。另一（咖啡湯匙）的黑芝麻粉，直接放入口中。

餐後水果（按順序）：

①芭樂二分之一顆（去皮去籽），②酪梨二分之一顆，③聖女小蕃茄三顆。

亞培安素（原味無糖），每日一至二瓶，可分多次喝，每次一至二口。（與早餐隔一小時）

早上九點，新鮮白木耳三分之一朵，切碎放入砂鍋加水煮軟後，再放入新鮮百合三分之一朵，熄火燜十分鐘後吃，不可調味。二種煮成一天份（一碗），一星期吃三天（周一、三、五）。

午餐

主食吃到飽：

糙米三分之一，紫糙米三分之一，胚芽米三分之一。

加一（咖啡湯匙）的秋薑黃粉拌飯吃。

配菜：

皇宮菜。（一周吃二次）

芥蘭菜（＋薑）、小松菜、地瓜葉。（一周吃三次）

其他季節菜可一周輪流吃，如青江菜（＋薑）、川七（＋薑）、山蘇（＋薑）、牛蒡（醬滷八角）、黑木耳（醬滷八角）、豆包（醬滷八角）、紅蘿蔔（＋薑，醬滷八角）、油菜（去花）、A菜、紅莧菜、紅鳳菜、菠菜、水蓮菜、空心菜、龍鬚菜、長年菜、大陸妹、豌豆苗、綠花椰、茼蒿、秋葵、荸薺、青椒、紅甜椒、茄子、芹菜、西洋芹、牛蕃茄（去皮）、綠苦瓜、山苦瓜、佛手瓜、節瓜（去皮）、大黃瓜、小黃瓜（去皮）、南瓜（去皮，蒸，二片）、海帶（芽）、昆布、豆腐、綠豆芽、蓮藕、金針、珊瑚藻＋香菜＋紫高麗菜涼拌（醬油、橄欖油）。

餐後水果（按順序）：

①芭樂二分之一顆（去皮去籽），②火龍果六分之一顆，③藍莓十顆。

晚餐

主食：同午餐

配菜：

白花椰菜、高麗菜、葫瓜、白莧菜、長豆、四季豆、奶油白菜、小白菜、白苦瓜。

（晚餐的菜，不要加薑。）

餐後水果：

睡前一點五小時，吃蘋果二分之一（去皮）；其他水果禁食。

禁食

▼特別提醒：

醃製品、加工品，統統不能吃，三個月不能吃。三個月以後，可以吃，但一周只能吃二至三次。加工品不是不能吃，主要是避免吃到染色的、有色素的，豆類大部分放石灰，患者不宜。蘿蔔糕、冬粉、麵線、油飯、粽子、豆干，都不宜。等身體好了，癌細胞都沒了，就可以開放禁食，但每次適量，所謂適量，就是一、二塊，不宜多，也要注意是基改或非基改的，基改的請不要吃。避免葷食。

蔬菜類：

菇類、筍類（含筊白筍、玉米筍、蘆筍、青花菜筍）、芋頭、馬鈴薯、地瓜、玉米、栗子、菱角、山藥、蔥、洋蔥（紫）、薑（湯）、辣椒、黃椒、九層塔、冬瓜、白蘿蔔、絲瓜。

水果類：

香蕉、芭蕉、百香果、鳳梨、西瓜、榴槤、芒果、龍眼、水蜜桃、哈密瓜、荔枝、柑橘類（檸檬、柳丁、香吉士、葡萄柚、文旦）。

豆製品：

豆干、豆漿、毛豆、臭豆腐、油豆腐、麵腸、百頁豆腐、花豆、黑豆、皇帝豆。

澱粉類：

米粉、冬粉、麵線、油飯、粽子、餅、粿類、麻糬、麵、麵包、蘿蔔糕、碗粿、鍋貼、水餃、蛋糕、饅頭、包子、蛋餅、燒餅油條、漢堡、披薩、勾芡食物。

其他：

含糖製品、冰品、飲料、咖啡、炸物、葷素料加工品、丸子、紅毛苔、海苔、香腸、火鍋、巧克力、鹹鴨蛋、皮蛋、麻油、苦茶油、亞麻仁籽、芥花油。

醃漬品：梅子、泡菜、蘿蔔乾、梅乾菜、豆豉、醬菜、豆腐乳、甘樹子、醋。

所有堅果類（除松子、腰果、南瓜子、核桃）和五穀類（除糙米、紫糙米、胚芽米）。

葷食：牛、羊、雞、鴨、鵝、豬、魚、蝦、蟹、蚌、蛤、蚵。

▼**每日喝水量**：

如果患者是身高165cm，體重45kg。

一天共喝約2000cc。

早晨空腹300cc，水溫45℃，

早餐過後每半小時內200cc，水溫45℃。

夏天水溫45℃，冬天水溫55℃。

（請參考《食物重健——上上醫的叮嚀》第一冊，第七十二至七十三頁，飲水量表，根據每個人的身高體重有所不同。）

冬補：

十一月至二月底，紅棗一顆，東洋蔘二分之一片，枸杞三顆，以250cc熱開水沖泡，可回沖，當水喝。

◆運動

患者做過化療、標靶、電療，在治療中，需要做眼操，可預防白內障及視力下降。

眼操：做大圈（距離超過肩膀畫圈），左三圈，右三圈。每一小時做一次，每轉一圈閉眼三秒。

提醒：

- 飯水分離（早餐若吃麥片不用）：飯前一小時開始不喝水，飯後一小時再喝水，飯中不喝湯、水，其餘時間要注意飲水量，睡前三小時，勿再飲水。
- 牛蒡、黑木耳、菠菜不可以同一天吃，牛蒡及黑木耳不要一起滷喔！若每天有吃黑木耳者，可於星期六日停吃黑木耳，改牛蒡或菠菜。
- 菠菜與豆腐、豆包不能一起煮，不要同一天吃。
- 感冒時，所有水果都要先暫停吃。
- 飯菜比例，一碗飯配一碗菜，或二碗飯配一・五碗菜。
- 每種配菜，最好在一周內輪流吃到，營養才會均衡。
- 口罩應四小時更換一次。

13、心臟衰竭、心律不整、胸悶心悸胸口壓迫、四肢會麻

▼**建議：**

此食物單僅提供從飲食方法，調整體質，若有疾病，請至醫院定期健檢。若有機會，經過張醫師的衛教，把過脈，每個人會有自己特別的食物單。若尚未給張醫師衛教者，可參考以下所列飲食，恢復健康。

可食

早餐

主食吃到飽：

麥片（大燕麥片即沖即溶），以100℃熱開水燜泡約五分鐘即可食。

加一（咖啡湯匙）的秋薑黃粉，先與乾麥片拌勻再沖泡熱開水。

餐後水果（按順序）：

①百香果一顆，②聖女小蕃茄十顆，③芭樂二分之一顆（去皮去籽）。

早上九點，新鮮黑木耳約手掌大，前一晚先洗淨泡純水冷藏，烹煮前再洗淨撕片，放入陶瓷碗，加150c.c純水，以瓷碟蓋好，蒸熟後吃，不可調味。每周六次（周一至六）。

午餐

主食吃到飽：

糙米三分之一，紫糙米三分之一，白米三分之一。

加二分之一（咖啡湯匙）的秋薑黃粉拌飯吃。

配菜：

茄子、九層塔、大黃瓜。（一周吃二次）

菠菜、秋葵、西洋芹、牛蕃茄（去皮）、綠豆芽。（一周吃三次）

其他季節菜可一周輪流吃，如芥蘭菜（＋薑）、青江菜（＋薑）、川七（＋薑）、山蘇（＋薑）、冬瓜（＋薑，醬滷八角）、牛蒡（醬滷八角）、黑木耳（醬滷八角）、豆包（醬滷八角）、紅白蘿蔔（＋薑，醬滷八角）、油菜（去花）、A菜、皇宮菜、紅莧菜、紅鳳菜、小松菜、地瓜葉、水蓮菜、空心菜、龍鬚菜、長年菜、大陸妹、豌豆苗、綠花椰、茼蒿、荸薺、青椒、紅甜椒、芹菜、綠苦瓜、山苦瓜、佛手瓜、節瓜（去皮）、絲瓜、小黃瓜（去皮）、南瓜（去皮，蒸，二片）、海帶（芽）、昆布、豆腐、蓮藕、金針、珊瑚藻＋香菜＋紫高麗菜涼拌（醬油、橄欖油）。

餐後水果（按順序）：

①蘋果二分之一顆（去皮），②聖女小蕃茄六顆，③新鮮無花果一顆（去皮）。

晚餐

主食：同午餐

配菜：

白花椰菜、高麗菜、葫瓜、白莧菜、長豆、四季豆、奶油白菜、小白菜、白苦瓜。

（晚餐的菜，不要加薑。）

餐後水果：

睡前一小時，吃一顆綠色奇異果（去皮）；其他水果禁食。

禁食

▼**特別提醒：**

醃製品、加工品，統統不能吃，三個月不能吃。三個月以後，可以吃，但一周只能吃二至三次。加工品不是不能吃，主要是避免吃到染色的、有色素的，豆類大部分放石灰，患者不宜。蘿蔔糕、冬粉、麵線、油飯、粽子、豆干，都不宜。等身體好了，癌細胞都沒了，就可以開放禁食，但每次適量，所謂適量，就是一、二塊，不宜多，也要注意是基改或非基改的，基改的請不要吃。避免葷食。

蔬菜類：

菇類、筍類（含筊白筍、玉米筍、蘆筍、青花菜筍）、芋頭、馬鈴薯、地瓜、玉米、栗子、菱角、山藥、蔥、洋蔥（紫）、薑（湯）、辣椒、黃椒。

水果類：

香蕉、芭蕉、火龍果、鳳梨、西瓜、榴槤、芒果、龍眼、水蜜桃、哈密瓜、荔枝、柑橘類（檸檬、柳丁、香吉士、葡萄柚、文旦）。

豆製品：豆干、豆漿、毛豆、臭豆腐、油豆腐、麵腸、百頁豆腐、花豆、黑豆、皇帝豆。

澱粉類：米粉、冬粉、麵線、油飯、粽子、餅、粿類、麻糬、麵、麵包、蘿蔔糕、碗粿、鍋貼、水餃、蛋糕、饅頭、包子、蛋餅、燒餅油條、漢堡、披薩、勾芡食物。

其他：含糖製品、冰品、飲料、咖啡、炸物、葷素料加工品、丸子、紅毛苔、海苔、香腸、火鍋、巧克力、鹹鴨蛋、皮蛋、麻油、苦茶油、亞麻仁籽、芥花油。

醃漬品：梅子、泡菜、蘿蔔乾、梅乾菜、豆豉、醬菜、豆腐乳、甘樹子、醋。

所有堅果類和五穀類（除糙米、紫糙米、白米）。

葷食：牛、羊、雞、鴨、鵝、豬、魚、蝦、蟹、蚌、蛤、蚵。

▼**每日喝水量**：

如果患者是身高165cm，體重45kg。

一天共喝約2000cc。

早晨空腹300cc，水溫45℃，

早餐過後每半小時內200cc，水溫45℃。

夏天水溫45℃，冬天水溫55℃。

（請參考《食物重健——上上醫的叮嚀》第一冊，第七十二至七十三頁，飲水量表，根據每個人的身高體重有所不同。）

冬補：

十一月至二月底，龍眼乾一顆，東洋蔘二分之一片，枸杞五顆，以250cc熱開水沖泡，可回沖，當水喝。

提醒：

- 飯水分離（早餐若吃麥片不用）：飯前一小時開始不喝水，飯後一小時再喝水，飯中不喝湯、水，其餘時間要注意飲水量，睡前三小時，勿再飲水。
- 牛蒡、黑木耳、菠菜不可以同一天吃，牛蒡及黑木耳不要一起滷喔！若每天有吃黑木耳者，可於星期六日停吃黑木耳，改牛蒡或菠菜。
- 菠菜與豆腐、豆包不能一起煮，不要同一天吃。
- 感冒時，所有水果都要先暫停吃。
- 飯菜比例，一碗飯配一碗菜，或二碗飯配一・五碗菜。
- 每種配菜，最好在一周內輪流吃到，營養才會均衡。
- 口罩應四小時更換一次。

14、肺腺癌、痛風、關節痛、糖尿病

▼**建議：**

此食物單僅提供從飲食方法，調整體質，若有疾病，請至醫院定期健檢。若有機會，經過張醫師的衛教，把過脈，每個人會有自己特別的食物單。若尚未給張醫師衛教者，可參考以下所列飲食，恢復健康。

可食

早餐

主食吃到飽：

麥片（大燕麥片即沖即溶），以100℃熱開水燜泡約五分鐘即可食。加松子五顆。

加一點五（咖啡湯匙）的秋薑黃粉，先與乾麥片拌勻再沖泡熱開水。

水煮蛋：只吃蛋白，不吃蛋黃，每周三次（周一、三、五），一次一顆。

餐後水果（按順序）：

①芭樂二分之一顆（去皮去籽），②火龍果六分之一顆，③酪梨三分之一顆。

亞培安素（原味無糖），每日一至二瓶，可分多次喝，每次一至二口。（與早餐隔一小時）

早上九點，新鮮白木耳三分之一朵，切碎放入砂鍋加水煮軟後，再放入新鮮百合三分之一朵，熄火燜十分鐘後吃，不可調味。二種煮成一天份（一碗），一星期吃六天（周一至六），每周吃。

午餐

主食吃到飽：

糙米三分之一，紫糙米三分之一，胚芽米三分之一。加二瓣生蒜，用陶瓷刀切細末，配飯菜吃。

配菜：

川七（＋薑）、紅莧菜、紅鳳菜、綠花椰。（一周吃二次）

皇宮菜、小松菜、茄子、九層塔。（一周吃三次）

其他季節菜可一周輪流吃，如芥蘭菜（＋薑）、青江菜（＋薑）、山蘇（＋薑）、牛蒡（醬滷八角）、黑木耳（醬滷八角）、豆包（醬滷八角）、紅白蘿蔔（＋薑，醬滷八角）、油菜（去花）、A菜、菠菜、地瓜葉、水蓮菜、空心菜、龍鬚菜、長年菜、大陸妹、豌豆苗、茼蒿、秋葵、荸薺、青椒、紅甜椒、芹菜、西洋芹、牛蕃茄（去皮）、綠苦瓜、山苦瓜、佛手瓜、節瓜（去皮）、大黃瓜、小黃瓜（去皮）、海帶（芽）、綠豆芽、昆布、蓮藕、金針、珊瑚藻＋香菜＋紫高麗菜涼拌（醬油、橄欖油）。

餐後水果（按順序）：

①蘋果四分之一顆（去皮），②藍莓十顆，③聖女小蕃茄六顆。

晚餐

主食：同午餐

配菜：

白花椰菜、高麗菜、葫瓜、白莧菜、長豆、四季豆、奶油白菜、小白菜、白苦瓜。

（晚餐的菜，不要加薑。）

餐後水果：

睡前一小時，吃二分之一顆綠色奇異果（去皮）；其他水果禁食。

禁食

▼特別提醒：

醃製品、加工品，統統不能吃，三個月不能吃。三個月以後，可以吃，但一周只能吃二至三次。加工品不是不能吃，主要是避免吃到染色的、有色素的，豆類大部分放石灰，患者不宜。蘿蔔糕、冬粉、麵線、油飯、粽子、豆干，都不宜。等身體好了，癌細胞都沒了，就可以開放禁食，但每次適量，所謂適量，就是一、二塊，不宜多，也要注意是基改或非基改的，基改的請不要吃。避免葷食。

蔬菜類：

菇類、筍類（含筊白筍、玉米筍、蘆筍、青花菜筍）、芋頭、馬鈴薯、地瓜、玉米、栗子、菱角、山藥、蔥、洋蔥（紫）、薑（湯）、辣椒、黃椒、絲瓜、冬瓜、南瓜。

水果類：香蕉、芭蕉、百香果、鳳梨、西瓜、榴槤、芒果、龍眼、水蜜桃、哈密瓜、荔枝、柑橘類（檸檬、柳丁、香吉士、葡萄柚、文旦）。

豆製品：豆干、豆漿、毛豆、臭豆腐、油豆腐、麵腸、百頁豆腐、豆腐、花豆、黑豆、皇帝豆。

澱粉類：米粉、冬粉、麵線、油飯、粽子、餅、粿類、麻糬、麵、麵包、蘿蔔糕、碗粿、鍋貼、水餃、蛋糕、饅頭、包子、蛋餅、燒餅油條、漢堡、披薩、勾芡食物。

其他：

含糖製品、冰品、飲料、咖啡、炸物、葷素料加工品、丸子、紅毛苔、海苔、香腸、火鍋、巧克力、鹹鴨蛋、皮蛋、麻油、苦茶油、亞麻仁籽、芥花油。

醃漬品：梅子、泡菜、蘿蔔乾、梅乾菜、豆豉、醬菜、豆腐乳、甘樹子、醋。

所有堅果類（除松子）和五穀類（除糙米、紫糙米、胚芽米）。

葷食：牛、羊、雞、鴨、鵝、豬、魚、蝦、蟹、蚌、蛤、蚵。

▼**每日喝水量：**

如果患者是身高165cm，體重45kg。

一天共喝約2000cc。

早晨空腹300cc，水溫45℃，

早餐過後每半小時內200cc，水溫45℃。

夏天水溫45℃，冬天水溫55℃。

（請參考《食物重健——上上醫的叮嚀》第一冊，第七十二至七十三頁，飲水量表，根據每個人的身高體重有所不同。）

冬補：

十一月至二月底，東洋蔘二分之一片，枸杞三顆，以200cc熱開水沖泡，可回沖，當水喝。

◆運動

癌症患者做過化療、標靶、電療，在治療中，需要做眼操，可預防白內障及視力下降。

眼操：

沒開過刀者：做大圈（距離超過肩膀畫圈），左三圈，右三圈。每一小時做一次，每轉一圈閉眼三秒。

開過刀者：做小圈（距離在臉四周圍畫圈），左三圈，右三圈。每一小時做一次，每轉一圈閉眼三秒。

▼提醒：

- 飯水分離（早餐若吃麥片不用）：飯前一小時開始不喝水，飯後一小時再喝水，飯中不喝湯、水，其餘時間要注意飲水量，睡前三小時，勿再飲水。
- 牛蒡、黑木耳、菠菜不可以同一天吃，牛蒡及黑木耳不要一起滷喔！若每天有吃黑木耳者，可於星期六日停吃黑木耳，改牛蒡或菠菜。
- 菠菜與豆腐、豆包不能一起煮，不要同一天吃。
- 感冒時，所有水果都要先暫停吃。
- 飯菜比例，一碗飯配一碗菜，或二碗飯配一・五碗菜。
- 每種配菜，最好在一周內輪流吃到，營養才會均衡。
- 口罩應四小時更換一次。

15、原發性顫抖、腦視丘不正常放電、蕁麻疹

▼**建議：**

此食物單僅提供從飲食方法，調整體質，若有疾病，請至醫院定期健檢。若有機會，經過張醫師的衛教，把過脈，每個人會有自己特別的食物單。若尚未給張醫師衛教者，可參考以下所列飲食，恢復健康。

可食

早餐

主食吃到飽：

麥片（大燕麥片即沖即溶），以100℃熱開水燜泡約五分鐘即可食。

加胡桃一顆、核桃二分之一顆、松子三顆、腰果一顆。

加一點五（咖啡湯匙）的秋薑黃粉，先與乾麥片拌勻再沖泡熱開水。

餐後水果（按順序）：

①蘋果二分之一顆（去皮），②芭樂二分之一顆（去皮去籽），③藍莓十顆。

早餐後一小時，一（陶瓷湯匙）的麻芛粉，以100℃熱開水沖泡250cc喝。

早上九點，新鮮白木耳三分之一朵，切碎放入砂鍋加水煮軟後，再放入新鮮百合三分之一朵，熄火燜十分鐘後吃，不可調味。二種煮成一天份（一碗），一星期吃四天（周一、三、五、日）。

午餐

主食吃到飽：

糙米三分之一，紫糙米三分之一，白米三分之一。

加一（咖啡湯匙）的秋薑黃粉拌飯吃。

配菜：

小松菜。（一周吃二次）

芥蘭菜（＋薑）、皇宮菜、地瓜葉、紅甜椒、蓮藕、金針。（一周吃三次）

其他季節菜可一周輪流吃，如青江菜（＋薑）、川七（＋薑）、山蘇（＋薑）、冬瓜（＋薑，醬滷八角）、牛蒡（醬滷八角）、黑木耳（醬滷八角）、豆包（醬滷八角）、紅白蘿蔔（＋薑，醬滷八角）、油菜（去花）、A菜、水蓮菜、空心菜、龍鬚菜、長年菜、大陸妹、豌豆苗、綠花椰、茼蒿、秋葵、荸薺、青椒、芹菜、西洋芹、牛蕃茄（去皮）、綠苦瓜、山苦瓜、佛手瓜、節瓜（去皮）、絲瓜、大黃瓜、小黃瓜（去皮）、豆腐、綠豆芽、珊瑚藻＋香菜＋紫高麗菜涼拌（醬油、橄欖油）。

餐後水果（按順序）：

①酪梨二分之一顆，②芭樂二分之一顆（去皮去籽），③蓮霧二分之一顆（去皮）。

晚餐

主食：同午餐

配菜：白花椰菜、高麗菜、葫瓜、白莧菜、長豆、四季豆、奶油白菜、小白菜、白苦瓜。

（晚餐的菜，不要加薑。）

餐後水果：睡前一點五小時，吃蘋果二分之一顆（去皮）；其他水果禁食。

禁食

▼特別提醒：

醃製品、加工品，統統不能吃，三個月不能吃。三個月以後，可以吃，但一周只能吃二至三次。加工品不是不能吃，主要是避免吃到染色的、有色素的，豆類大部分放石灰，患者不宜。蘿蔔糕、冬粉、麵線、油飯、粽子、豆干，都不宜。等身體好了，癌細胞都沒了，就可以開放禁食，但每次適量，所謂適量，就是一、二塊，不宜多，也要注意是基改或非基改的，基改的請不要吃。避免葷食。

蔬菜類：

菇類、筍類（含筊白筍、玉米筍、蘆筍、青花菜筍）、芋頭、馬鈴薯、地瓜、玉米、栗子、菱角、山藥、海帶（芽）、蔥、洋蔥（紫）、薑（湯）、辣椒、黃椒、紅莧菜、紅鳳菜、菠菜、茄子、九層塔、南瓜。

水果類：

香蕉、芭蕉、百香果、火龍果、鳳梨、西瓜、榴槤、芒果、龍眼、水蜜桃、哈密瓜、荔枝、柑橘類（檸檬、柳丁、香吉士、葡萄柚、文旦）。

豆製品：

豆干、豆漿、毛豆、臭豆腐、油豆腐、麵腸、百頁豆腐、花豆、黑豆、皇帝豆。

澱粉類：

米粉、冬粉、麵線、油飯、粽子、餅、粿類、麻糬、麵、麵包、蘿蔔糕、碗粿、鍋貼、水餃、蛋糕、饅頭、包子、蛋餅、燒餅油條、漢堡、披薩、勾芡食物。

其他：

含糖製品、冰品、飲料、咖啡、炸物、葷素料加工品、丸子、紅毛苔、海苔、香腸、火鍋、巧克力、鹹鴨蛋、皮蛋、雞蛋、麻油、苦茶油、亞麻仁籽、芥花油。

醃漬品：梅子、泡菜、蘿蔔乾、梅乾菜、豆豉、醬菜、豆腐乳、甘樹子、醋。

所有堅果類（除胡桃、核桃、松子、腰果）和五穀類（除糙米、紫糙米、白米）。

葷食：牛、羊、雞、鴨、鵝、豬、魚、蝦、蟹、蚌、蛤、蚵。

▼**每日喝水量**：

如果患者是身高165cm，體重45kg。

一天共喝約2000cc。

早晨空腹300cc，水溫45℃，

早餐過後每半小時內200cc，水溫45℃。

夏天水溫45℃，冬天水溫55℃。

（請參考《食物重健——上上醫的叮嚀》第一冊，第七十二至七十三頁，飲水量表，根據每個人的身高體重有所不同。）

冬補：

十一月至二月底，紅棗一顆，黑棗一顆，東洋蔘二分之一片，以250c.c熱開水沖泡，可回沖，當水喝。

◆**運動**

眼操：做大圈（距離超過肩膀畫圈），左六圈，右六圈。每一小時做一次，每轉一圈閉眼三秒。

▼**提醒：**

- 飯水分離（早餐若吃麥片不用）：飯前一小時開始不喝水，飯後一小時再喝水，飯中不喝湯、水，其餘時間要注意飲水量，睡前三小時，勿再飲水。
- 牛蒡、黑木耳、菠菜不可以同一天吃，牛蒡及黑木耳不要一起滷喔！若每天有吃黑木耳者，可於星期六日停吃黑木耳，改牛蒡或菠菜。

- 菠菜與豆腐、豆包不能一起煮，不要同一天吃。
- 感冒時，所有水果都要先暫停吃。
- 飯菜比例，一碗飯配一碗菜，或二碗飯配一・五碗菜。
- 每種配菜，最好在一周內輪流吃到，營養才會均衡。
- 口罩應四小時更換一次。

16、會陰惡性腫瘤、A型肝炎帶原者、猛爆肝炎

▼**建議：**

此食物單僅提供從飲食方法，調整體質，若有疾病，請至醫院定期健檢。若有機會，經過張醫師的衛教，把過脈，每個人會有自己特別的食物單。若尚未給張醫師衛教者，可參考以下所列飲食，恢復健康。

可食

早餐

主食吃到飽：

麥片（大燕麥片即沖即溶），以100℃熱開水燜泡約五分鐘即可食。

加四分之一（咖啡湯匙）的秋薑黃粉，先與乾麥片拌勻再沖泡熱開水。

餐後水果（按順序）：

①巨峰葡萄六顆，②藍莓十顆，③百香果一顆。

亞培安素（原味無糖），每日一至二瓶，可分多次喝，每次一至二口。（與早餐隔一小時）

早上九點，新鮮黑木耳約手掌大，前一晚先洗淨泡純水冷藏，烹煮前再洗淨撕片，放入陶瓷碗，加150c.c純水，以瓷碟蓋好，蒸熟後吃，不可調味。每周三次（周一、二、三）。

午餐

主食吃到飽：

紫糙米三分之一，白米三分之二。

加四分之一（咖啡湯匙）的秋薑黃粉拌飯吃。

配菜：

皇宮菜、空心菜、綠花椰。（一周吃二次）

紅鳳菜、地瓜葉。（一周吃三次）

其他季節菜可一周輪流吃，如芥蘭菜（＋薑）、青江菜（＋薑）、川七（＋薑）、山蘇（＋薑）、冬瓜（＋薑，醬滷八角）、牛蒡（醬滷八角）、黑木耳（醬滷八角）、豆包（醬滷八角）、紅白蘿蔔（＋薑，醬滷八角）、油菜（去花）、A菜、紅莧菜、菠菜、小松菜、水蓮菜、龍鬚菜、長年菜、大陸妹、豌豆苗、茼蒿、秋葵、荸薺、青椒、紅甜椒、茄子、九層塔、芹菜、西洋芹、牛蕃茄（去皮）、綠苦瓜、山苦瓜、佛手瓜、節瓜（去皮）、絲瓜、大黃瓜、小黃瓜（去皮）、南瓜（去皮，蒸，二片）、海帶（芽）、豆腐、綠豆芽、蓮藕、金針、珊瑚藻＋香菜＋紫高麗菜涼拌（醬油、橄欖油）。

餐後水果（按順序）：

①火龍果六分之一顆，②蘋果二分之一顆（去皮），③新鮮無花果一顆。

晚餐

主食：同午餐

配菜：

白花椰菜、高麗菜、葫瓜、白莧菜、長豆、四季豆、奶油白菜、小白菜、白苦瓜。

（晚餐的菜，不要加薑。）

餐後水果：

睡前一小時，吃一點五顆綠色奇異果（去皮）；其他水果禁食。

禁食

▼特別提醒：

醃製品、加工品，統統不能吃，三個月不能吃。三個月以後，可以吃，但一周只能吃二至三次。加工品不是不能吃，主要是避免吃到染色的、有色素的，豆類大部分放石灰，患者不宜。蘿蔔糕、冬粉、麵線、油飯、粽子、豆干，都不宜。等身體好了，癌細胞都沒了，就可以開放禁食，但每次適量，所謂適量，就是一、二塊，不宜多，也要注意是基改或非基改的，基改的請不要吃。避免葷食。

蔬菜類：

菇類、筍類（含筊白筍、玉米筍、蘆筍、青花菜筍）、芋頭、馬鈴薯、地瓜、玉米、栗子、菱角、山藥、蔥、洋蔥（紫）、薑（湯）、辣椒、黃椒。

水果類：

香蕉、芭蕉、鳳梨、西瓜、榴槤、芒果、龍眼、水蜜桃、哈密瓜、荔枝、芭樂、柑橘類（檸檬、柳丁、香吉士、葡萄柚、文旦）。

豆製品：豆干、豆漿、毛豆、臭豆腐、油豆腐、麵腸、百頁豆腐、花豆、黑豆、皇帝豆。

澱粉類：米粉、冬粉、麵線、油飯、粽子、餅、粿類、麻糬、麵、麵包、蘿蔔糕、碗粿、鍋貼、水餃、蛋糕、饅頭、包子、蛋餅、燒餅油條、漢堡、披薩、勾芡食物。

其他：含糖製品、冰品、飲料、咖啡、炸物、葷素料加工品、丸子、紅毛苔、海苔、香腸、火鍋、巧克力、鹹鴨蛋、皮蛋、麻油、苦茶油、亞麻仁籽、芥花油。

醃漬品：梅子、泡菜、蘿蔔乾、梅乾菜、豆豉、醬菜、豆腐乳、甘樹子、醋。

所有堅果類和五穀類（除紫糙米、白米）。

葷食：牛、羊、雞、鴨、鵝、豬、魚、蝦、蟹、蚌、蛤、蚵。

▼每日喝水量：

如果患者是身高165cm，體重45kg。

一天共喝約2000cc。

早晨空腹300cc，水溫45℃，

早餐過後每半小時內200cc，水溫45℃。

夏天水溫45℃，冬天水溫55℃。

（請參考《食物重健——上上醫的叮嚀》第一冊，第七十二至七十三頁，飲水量表，根據每個人的身高體重有所不同。）

冬補：

十一月至二月底，紅棗一顆，黑棗一顆，龍眼乾一顆，東洋蔘三分之一片，以

300c.c熱開水沖泡，可回沖，當水喝。

◆運動

癌症患者做過化療、標靶、電療，在治療中，需要做眼操，可預防白內障及視力下降。

眼操：做大圈（距離超過肩膀畫圈），左六圈，右六圈。每一小時做一次，每轉一圈閉眼三秒。

▼提醒：

- 飯水分離（早餐若吃麥片不用）：飯前一小時開始不喝水，飯後一小時再喝水，飯中不喝湯、水，其餘時間要注意飲水量，睡前三小時，勿再飲水。
- 牛蒡、黑木耳、菠菜不可以同一天吃，牛蒡及黑木耳不要一起滷喔！若每天有吃黑木耳者，可於星期六日停吃黑木耳，改牛蒡或菠菜。
- 菠菜與豆腐、豆包不能一起煮，不要同一天吃。

- 感冒時，所有水果都要先暫停吃。
- 飯菜比例，一碗飯配一碗菜，或二碗飯配一・五碗菜。
- 每種配菜，最好在一周內輪流吃到，營養才會均衡。
- 口罩應四小時更換一次。

17、直腸癌轉移肝癌、肺癌

▼**建議：**

此食物單僅提供從飲食方法，調整體質，若有疾病，請至醫院定期健檢。若有機會，經過張醫師的衛教，把過脈，每個人會有自己特別的食物單。若尚未給張醫師衛教者，可參考以下所列飲食，恢復健康。

可食

早餐

主食吃到飽：

麥片（大燕麥片即沖即溶），以100℃熱開水燜泡約五分鐘即可食。

加一（咖啡湯匙）的秋薑黃粉，先與乾麥片拌勻再沖泡熱開水。

餐後水果（按順序）：

①新鮮無花果一顆（去皮），②火龍果六分之一顆，③藍莓十顆。

亞培安素（原味無糖），每日一至二瓶，可分多次喝，每次一至二口。（與早餐隔一小時）

早上九點，新鮮黑木耳約手掌大，前一晚先洗淨泡純水冷藏，烹煮前再洗淨撕片，放入陶瓷碗，加150cc純水，以瓷碟蓋好，蒸熟後吃，不可調味。每周二次（周一、二）

早上九點，新鮮白木耳三分之一朵，切碎放入砂鍋加水煮軟後，再放入新鮮百合三分之一朵，熄火燜十分鐘後吃，不可調味。二種煮成一天份（一碗），一星期吃三天（周三、四、五）。

午餐

主食吃到飽：

紫糙米三分之一，白米三分之二。

加二分之一（咖啡湯匙）的秋薑黃粉拌飯吃。

配菜：

季節菜可一周輪流吃，如芥蘭菜（＋薑）、青江菜（＋薑）、川七（＋薑）、山蘇（＋薑）、冬瓜（＋薑，醬滷八角）、牛蒡（醬滷八角）、黑木耳（醬滷八角）、豆包（醬滷八角）、紅白蘿蔔（＋薑，醬滷八角）、油菜（去花）、A菜、皇宮菜、紅莧菜、紅鳳菜、菠菜、小松菜、地瓜葉、水蓮菜、空心菜、龍鬚菜、長年菜、大陸妹、豌豆苗、綠花椰、茼蒿、秋葵、荸薺、青椒、紅甜椒、茄子、九層塔、芹菜、西洋芹、牛蕃茄（去皮）、綠苦瓜、山苦瓜、佛手瓜、節瓜（去皮）、絲瓜、大黃瓜、小黃瓜（去皮）、南瓜（去皮，蒸，二片）、海帶（芽）、豆腐、綠豆芽、蓮藕、金針、珊瑚藻＋香菜＋紫高麗菜涼拌（醬油、橄欖油）。

餐後水果（按順序）：

①聖女小蕃茄三顆，②蘋果四分之一顆（去皮），③黑紫葡萄四顆。

晚餐

主食：同午餐

配菜：

白花椰菜、高麗菜、葫瓜、白莧菜、長豆、四季豆、奶油白菜、小白菜、白苦瓜。

（晚餐的菜，不要加薑。）

餐後水果：

睡前一小時，吃一顆綠色奇異果（去皮）；其他水果禁食。

禁食

▼特別提醒：

醃製品、加工品，統統不能吃，三個月不能吃。三個月以後，可以吃，但一周只能吃二至三次。加工品不是不能吃，主要是避免吃到染色的、有色素的，豆類大部分放石灰，患者不宜。蘿蔔糕、冬粉、麵線、油飯、粽子、豆干，都不宜。等身體好了，癌細胞都沒了，就可以開放禁食，但每次適量，所謂適量，就是一、二塊，不宜多，也要注意是基改或非基改的，基改的請不要吃。避免葷食。

蔬菜類：

菇類、筍類（含筊白筍、玉米筍、蘆筍、青花菜筍）、芋頭、馬鈴薯、地瓜、玉米、栗子、菱角、山藥、蔥、洋蔥（紫）、薑（湯）、辣椒、黃椒。

水果類：

香蕉、芭蕉、百香果、鳳梨、西瓜、榴槤、芒果、龍眼、水蜜桃、哈密瓜、荔枝、芭樂、柑橘類（檸檬、柳丁、香吉士、葡萄柚、文旦）。

豆製品：

豆干、豆漿、毛豆、臭豆腐、油豆腐、麵腸、百頁豆腐、花豆、黑豆、皇帝豆。

澱粉類：

米粉、冬粉、麵線、油飯、粽子、餅、粿類、麻糬、麵、麵包、蘿蔔糕、碗粿、鍋貼、水餃、蛋糕、饅頭、包子、蛋餅、燒餅油條、漢堡、披薩、勾芡食物。

其他：

含糖製品、冰品、飲料、咖啡、炸物、葷素料加工品、丸子、紅毛苔、海苔、香腸、火鍋、巧克力、鹹鴨蛋、皮蛋、麻油、苦茶油、亞麻仁籽、芥花油。

醃漬品：梅子、泡菜、蘿蔔乾、梅乾菜、豆豉、醬菜、豆腐乳、甘樹子、醋。

所有堅果類和五穀類（除紫糙米、白米）。

葷食：牛、羊、雞、鴨、鵝、豬、魚、蝦、蟹、蚌、蛤、蚵。

每日喝水量：

如果患者是身高165cm，體重45kg。

一天共喝約2000cc。

早晨空腹300cc，水溫45℃，

早餐過後每半小時內200cc，水溫45℃。

夏天水溫45℃，冬天水溫55℃。

（請參考《食物重健——上上醫的叮嚀》第一冊，第七十二至七十三頁，飲水量表，根據每個人的身高體重有所不同。）

冬補：

十一月至二月底，紅棗一顆，黑棗一顆，龍眼乾一顆，東洋蔘二分之一片，枸杞三顆，以200c.c熱開水沖泡，可回沖，當水喝。

▼提醒：

- 飯水分離（早餐若吃麥片不用）：飯前一小時開始不喝水，飯後一小時再喝水，飯中不喝湯、水，其餘時間要注意飲水量，睡前三小時，勿再飲水。
- 牛蒡、黑木耳、菠菜不可以同一天吃，牛蒡及黑木耳不要一起滷喔！
- 若每天有吃黑木耳者，可於星期六日停吃黑木耳，改牛蒡或菠菜。
- 菠菜與豆腐、豆包不能一起煮，不要同一天吃。
- 感冒時，所有水果都要先暫停吃。
- 飯菜比例，一碗飯配一碗菜，或二碗飯配一・五碗菜。
- 每種配菜，最好在一周內輪流吃到，營養才會均衡。
- 口罩應四小時更換一次。

18、胃癌、皮膚脫皮、子宮肌瘤

▼**建議：**

此食物單僅提供從飲食方法，調整體質，若有疾病，請至醫院定期健檢。若有機會，經過張醫師的衛教，把過脈，每個人會有自己特別的食物單。若尚未給張醫師衛教者，可參考以下所列飲食，恢復健康。

可食

早餐

主食吃到飽：

麥片（大燕麥片即沖即溶），以100℃熱開水燜泡約五分鐘即可食。

加松子三顆、杏仁二顆。

加二點五（咖啡湯匙）的秋薑黃粉，先與乾麥片拌勻再沖泡熱開水。

餐後水果（按順序）：

①火龍果六分之一顆，②巨峰葡萄四顆，③美濃瓜（香瓜）六分之一顆。

亞培安素（原味無糖），每日一至二瓶，可分多次喝，每次一至二口。（與早餐隔一小時）

早餐後一小時，一（陶瓷湯匙）的麻芛粉，以100℃熱開水沖泡250cc喝。

早上九點，新鮮百合三分之一朵，切碎放入砂鍋加水煮軟後，熄火燜十分鐘後吃，不可調味。一種煮成一天份（一碗），一星期吃三天（周一、二、三）。

午餐

主食吃到飽：

紫糙米二分之一，白米二分之一。

加一（咖啡湯匙）的秋薑黃粉拌飯吃。

配菜：

川七（＋薑）、水蓮菜、綠苦瓜、絲瓜。（一周吃二次）

皇宮菜、地瓜葉、佛手瓜。（一周吃三次）

其他季節菜可一周輪流吃，如芥蘭菜（＋薑）、青江菜（＋薑）、山蘇（＋薑）、冬瓜（＋薑，醬滷八角）、牛蒡（醬滷八角）、黑木耳（醬滷八角）、豆包（醬滷八角）、紅白蘿蔔（＋薑，醬滷八角）、油菜（去花）、A菜、紅莧菜、紅鳳菜、菠菜、小松菜、空心菜、龍鬚菜、長年菜、大陸妹、豌豆苗、綠花椰、茼蒿、秋葵、荸薺、青椒、紅甜椒、芹菜、西洋芹、牛蕃茄（去皮）、山苦瓜、節瓜（去皮）、大黃瓜、小黃瓜（去皮）、海帶（芽）、豆腐、綠豆芽、蓮藕、金針、珊瑚藻＋香菜＋紫高麗菜涼拌（醬油、橄欖油）。

餐後水果（按順序）：

①藍莓十顆，②新鮮無花果一顆（去皮），③芭樂四分之一顆（去皮去籽）。

晚餐

主食：同午餐

配菜：白花椰菜、高麗菜、葫瓜、白莧菜、長豆、四季豆、奶油白菜、小白菜、白苦瓜。

（晚餐的菜，不要加薑。）

禁食

▼**特別提醒**：

醃製品、加工品，統統不能吃，三個月不能吃。三個月以後，可以吃，但一周只能吃二至三次。加工品不是不能吃，主要是避免吃到染色的、有色素的，豆類大部分放石灰，患者不宜。蘿蔔糕、冬粉、麵線、油飯、粽子、豆干，都不宜。等身體好了，癌細胞都沒了，就可以開放禁食，但每次適量，所謂適量，就是一、二塊，不宜多，也要注意是基改或非基改的，基改的請不要吃。避免葷食。

蔬菜類：

菇類、筍類（含筊白筍、玉米筍、蘆筍、青花菜筍）、芋頭、馬鈴薯、地瓜、玉米、栗子、菱角、山藥、蔥、洋蔥（紫）、薑（湯）、辣椒、黃椒、茄子、九層塔、南瓜。

水果類：

香蕉、芭蕉、百香果、鳳梨、西瓜、榴槤、芒果、龍眼、水蜜桃、哈密瓜、荔枝、柑橘類（檸檬、柳丁、香吉士、葡萄柚、文旦）。

豆。

豆製品：

豆干、豆漿、毛豆、臭豆腐、油豆腐、麵腸、百頁豆腐、花豆、黑豆、皇帝

澱粉類：

米粉、冬粉、麵線、油飯、粽子、餅、粿類、麻糬、麵、麵包、蘿蔔糕、碗粿、鍋貼、水餃、蛋糕、饅頭、包子、蛋餅、燒餅油條、漢堡、披薩、勾芡食物。

其他：

含糖製品、冰品、飲料、咖啡、炸物、葷素料加工品、丸子、紅毛苔、海苔、香腸、火鍋、巧克力、鹹鴨蛋、皮蛋、麻油、苦茶油、亞麻仁籽、芥花油。

醃漬品：梅子、泡菜、蘿蔔乾、梅乾菜、豆豉、醬菜、豆腐乳、甘樹子、醋。

所有堅果類（除松子、杏仁）和五穀類（除紫糙米、白米）。

葷食：牛、羊、雞、鴨、鵝、豬、魚、蝦、蟹、蚌、蛤、蚵。

▼每日喝水量：

如果患者是身高165cm，體重45kg。

一天共喝約2000cc。

早晨空腹300cc，水溫45℃，

早餐過後每半小時內200cc，水溫45℃。

夏天水溫45℃，冬天水溫55℃。

（請參考《食物重健——上上醫的叮嚀》第一冊，第七十二至七十三頁，飲水量表，根據每個人的身高體重有所不同。）

※用二片老薑，100℃熱開水沖泡300cc，一天回沖。一周喝三次。

冬補：

十一月至二月底，紅棗一顆，黑棗一顆，東洋蔘二片，枸杞三顆，以300c.c熱開水沖泡，可回沖，當水喝。

◆**運動**

癌症患者做過化療、標靶、電療，在治療中，需要做眼操，可預防白內障及視力下降。

眼操：做大圈（距離超過肩膀畫圈），左六圈，右六圈。每一小時做一次，每轉一圈閉眼三秒。

▼**提醒：**

※皮膚問題，需擦美國原裝進口的溫和型凡士林，擦脫皮的地方，薄薄的一層即可。

• 飯水分離（早餐若吃麥片不用）：飯前一小時開始不喝水，飯後一小時再喝水，飯中不喝湯、水，其餘時間要注意飲水量，睡前三小時，勿再飲水。

• 牛蒡、黑木耳、菠菜不可以同一天吃，牛蒡及黑木耳不要一起滷喔！若每天有吃黑木耳者，可於星期六日停吃黑木耳，改牛蒡或菠菜。

• 菠菜與豆腐、豆包不能一起煮，不要同一天吃。

- 感冒時，所有水果都要先暫停吃。
- 飯菜比例，一碗飯配一碗菜，或二碗飯配一・五碗菜。
- 每種配菜，最好在一周內輪流吃到，營養才會均衡。
- 口罩應四小時更換一次。

19、耳鳴、飛蚊症、暈眩症、B肝、膝蓋退化、更年期

▼**建議：**

此食物單僅提供從飲食方法，調整體質，若有疾病，請至醫院定期健檢。若有機會，經過張醫師的衛教，把過脈，每個人會有自己特別的食物單。若尚未給張醫師衛教者，可參考以下所列飲食，恢復健康。

可食

早餐

主食吃到飽：

麥片（大燕麥片即沖即溶），以100℃熱開水燜泡約五分鐘即可食。

加腰果一顆、胡桃二分之一顆、核桃二分之一顆、松子三顆。

加二分之一（咖啡湯匙）的秋薑黃粉，先與乾麥片拌勻再沖泡熱開水。

另一（小平匙／咖啡湯匙）的黑芝麻粉，直接放入口中。

餐後水果（按順序）：

①枇杷三顆，②蘋果二分之一顆（去皮），③藍莓十六顆。

早上九點，新鮮黑木耳約手掌大，前一晚先洗淨泡純水冷藏，烹煮前再洗淨撕片，放入陶瓷碗，加150c.c純水，以瓷碟蓋好，蒸熟後吃，不可調味。每周三次（周一、三、五）。

午餐

主食吃到飽：

紫糙米三分之一，胚芽米三分之一，白米三分之一。

加二分之一（咖啡湯匙）的秋薑黃粉拌飯吃。

配菜：

菠菜、綠花椰、海帶（芽）。（一周吃二次）

芥蘭菜（＋薑）、小松菜、茄子、九層塔、昆布、蓮藕、金針。（一周吃三次）

其他季節菜可一周輪流吃，如青江菜（＋薑）、川七（＋薑）、山蘇（＋薑）、牛蒡（醬滷八角）、黑木耳（醬滷八角）、豆包（醬滷八角）、紅蘿蔔（＋薑，醬滷八角）、油菜（去花）、A菜、皇宮菜、紅莧菜、紅鳳菜、地瓜葉、水蓮菜、空心菜、龍鬚菜、長年菜、大陸妹、豌豆苗、茼蒿、秋葵、荸薺、青椒、紅甜椒、芹菜、西洋芹、牛蕃茄（去皮）、綠苦瓜、山苦瓜、佛手瓜、節瓜（去皮）、小黃瓜（去皮）、南瓜（去皮，蒸，二片）、綠豆芽、珊瑚藻＋香菜＋紫高麗菜涼拌（醬油、橄欖油）。

餐後水果（按順序）：

①蘋果二分之一顆（去皮），②芭樂二分之一顆（去皮去籽），③黑色葡萄五顆。

晚餐

主食：同午餐

配菜：白花椰菜、高麗菜、葫瓜、白莧菜、長豆、四季豆、奶油白菜、小白菜。

（晚餐的菜，不要加薑。）

餐後水果：睡前一小時，吃二分之一顆綠色奇異果（去皮）；其他水果禁食。

禁食

▼特別提醒：

醃製品、加工品，統統不能吃，三個月不能吃。三個月以後，可以吃，但一周只能吃二至三次。加工品不是不能吃，主要是避免吃到染色的、有色素的，豆類大部分放石灰，患者不宜。蘿蔔糕、冬粉、麵線、油飯、粽子、豆干，都不宜。等身體好了，癌細胞都沒了，就可以開放禁食，但每次適量，所謂適量，就是一、二塊，不宜多，也要注意是基改或非基改的，基改的請不要吃。避免葷食。

蔬菜類：

菇類、筍類（含筊白筍、玉米筍、蘆筍、青花菜筍）、芋頭、馬鈴薯、地瓜、玉米、栗子、菱角、山藥、蔥、洋蔥（紫）、薑（湯）、辣椒、黃椒、白苦瓜、絲瓜、大黃瓜、白蘿蔔、冬瓜。

水果類：

香蕉、芭蕉、百香果、火龍果、鳳梨、西瓜、榴槤、芒果、龍眼、水蜜桃、哈密瓜、荔枝、柑橘類（檸檬、柳丁、香吉士、葡萄柚、文旦）。

豆製品：

豆干、豆漿、毛豆、臭豆腐、油豆腐、麵腸、百頁豆腐、豆腐、花豆、黑豆、皇帝豆。

澱粉類：

米粉、冬粉、麵線、油飯、粽子、餅、粿類、麻糬、麵、麵包、蘿蔔糕、碗粿、鍋貼、水餃、蛋糕、饅頭、包子、蛋餅、燒餅油條、漢堡、披薩、勾芡食物。

其他：

含糖製品、冰品、飲料、咖啡、炸物、葷素料加工品、丸子、紅毛苔、海苔、香腸、火鍋、巧克力、鹹鴨蛋、皮蛋、麻油、苦茶油、亞麻仁籽、芥花油。

醃漬品：梅子、泡菜、蘿蔔乾、梅乾菜、豆豉、醬菜、豆腐乳、甘樹子、醋。

所有堅果類（除腰果、胡桃、核桃、松子）和五穀類（除紫糙米、胚芽米、白米）。

葷食：牛、羊、雞、鴨、鵝、豬、魚、蝦、蟹、蚌、蛤、蚵。

▼**每日喝水量**：

如果患者是身高165cm，體重45kg。

一天共喝約2000cc。

早晨空腹300cc，水溫45℃，

早餐過後每半小時內200cc，水溫45℃。

夏天水溫45℃，冬天水溫55℃。

（請參考《食物重健——上上醫的叮嚀》第一冊，第七十二至七十三頁，飲水量表，根據每個人的身高體重有所不同。）

冬補：

十一月至二月底，紅棗一顆，黑棗一顆，東洋蔘二分之一片，以300cc熱開水沖泡，可回沖，當水喝。

◆運動

眼操：做大圈（距離超過肩膀畫圈），左六圈，右六圈。每一小時做一次，每轉一圈閉眼三秒。

▼提醒：

- 飯水分離（早餐若吃麥片不用）：飯前一小時開始不喝水，飯後一小時再喝水，飯中不喝湯、水，其餘時間要注意飲水量，睡前三小時，勿再飲水。
- 牛蒡、黑木耳、菠菜不可以同一天吃，牛蒡及黑木耳不要一起滷喔！
- 若每天有吃黑木耳者，可於星期六日停吃黑木耳，改牛蒡或菠菜。
- 菠菜與豆腐、豆包不能一起煮，不要同一天吃。
- 感冒時，所有水果都要先暫停吃。

・飯菜比例，一碗飯配一碗菜，或二碗飯配一點五碗菜。
・每種配菜，最好在一周內輪流吃到，營養才會均衡。
・口罩應四小時更換一次。

20、長年頭痛、會喘、乾眼症

▼**建議：**

此食物單僅提供從飲食方法，調整體質，若有疾病，請至醫院定期健檢。若有機會，經過張醫師的衛教，把過脈，每個人會有自己特別的食物單。若尚未給張醫師衛教者，可參考以下所列飲食，恢復健康。

可食

早餐

主食吃到飽：

麥片（大燕麥片即沖即溶），以100℃熱開水燜泡約五分鐘即可食。

加松子六顆、核桃二分之一顆、胡桃二分之一顆、腰果一顆。

加二分之一（咖啡湯匙）的秋薑黃粉，先與乾麥片拌勻再沖泡熱開水。

餐後水果（按順序）：

①木瓜（大）八分之一顆，②藍莓十五顆，③芭樂二分之一顆（去皮去籽）。

早上九點，新鮮白木耳三分之一朵，切碎放入砂鍋加水煮軟後，再放入新鮮百合三分之一朵，熄火燜十分鐘後吃，不可調味。二種煮成一天份（一碗），一星期吃三天（周一、三、五）。

每月初一、十五喝四神湯，一帖四神，以三碗水煮成二碗湯，勿加其他料，不可調味，早上九點、下午三點各喝一碗，不可吃料。

午餐

主食吃到飽：

紫糙米三分之二，白米三分之一。

加四分之一（咖啡湯匙）的秋薑黃粉拌飯吃。

配菜：

綠花椰、綠豆芽。（一周吃二次）

皇宮菜、秋葵、青椒、紅甜椒。（一周吃三次）

其他季節菜可一周輪流吃，如芥蘭菜（＋薑）、青江菜（＋薑）、川七（＋薑）、山蘇（＋薑）、牛蒡（醬滷八角）、黑木耳（醬滷八角）、豆包（醬滷八角）、紅蘿蔔（＋薑，醬滷八角）、油菜（去花）、A菜、紅莧菜、紅鳳菜、菠菜、小松菜、地瓜葉、水蓮菜、空心菜、龍鬚菜、長年菜、大陸妹、豌豆苗、荸薺、茄子、九層塔、芹菜、西洋芹、牛蕃茄（去皮）、綠苦瓜、山苦瓜、佛手瓜、節瓜（去皮）、大黃瓜、小黃瓜（去皮）、南瓜（去皮，蒸，二片）、海帶（芽）、昆布、金針、珊瑚藻＋香菜＋紫高麗菜涼拌（醬油、橄欖油）。

餐後水果（按順序）**：**

①蘋果二分之一顆（去皮），②釋迦四分之一顆，③櫻桃三顆。

晚餐

主食：同午餐

配菜：

白花椰菜、高麗菜、葫瓜、白莧菜、長豆、四季豆、奶油白菜、小白菜。

（晚餐的菜，不要加薑。）

餐後水果：

睡前一小時，吃一顆綠色奇異果（去皮）；其他水果禁食。

禁食

▼特別提醒：

醃製品、加工品，統統不能吃，三個月不能吃。三個月以後，可以吃，但一周只能吃二至三次。加工品不是不能吃，主要是避免吃到染色的、有色素的，豆類大部分放石灰，患者不宜。蘿蔔糕、冬粉、麵線、油飯、粽子、豆干，都不宜。等身體好了，癌細胞都沒了，就可以開放禁食，但每次適量，所謂適量，就是一、二塊，不宜多，也要注意是基改或非基改的，基改的請不要吃。避免葷食。

蔬菜類：

菇類、筍類（含茭白筍、玉米筍、蘆筍、青花菜筍）、芋頭、馬鈴薯、地瓜、玉米、栗子、菱角、山藥、蔥、洋蔥（紫）、薑（湯）、辣椒、黃椒、冬瓜、白苦瓜、白蘿蔔、茼蒿、絲瓜。

水果類：

香蕉、芭蕉、百香果、火龍果、鳳梨、西瓜、榴槤、芒果、龍眼、水蜜桃、哈密瓜、荔枝、柑橘類（檸檬、柳丁、香吉士、葡萄柚、文旦）。

豆製品：

豆干、豆漿、毛豆、臭豆腐、油豆腐、麵腸、百頁豆腐、豆腐、花豆、黑豆、皇帝豆。

澱粉類：

米粉、冬粉、麵線、油飯、粽子、餅、粿類、麻糬、麵、麵包、蘿蔔糕、碗粿、鍋貼、水餃、蛋糕、饅頭、包子、蛋餅、燒餅油條、漢堡、披薩、勾芡食物。

其他：

含糖製品、冰品、飲料、咖啡、炸物、葷素料加工品、丸子、紅毛苔、海苔、香腸、火鍋、巧克力、鹹鴨蛋、皮蛋、麻油、苦茶油、亞麻仁籽、芥花油。

醃漬品：梅子、泡菜、蘿蔔乾、梅乾菜、豆豉、醬菜、豆腐乳、甘樹子、醋。

所有堅果類（除松子、核桃、胡桃、腰果）和五穀類（除紫糙米、白米）。

葷食：牛、羊、雞、鴨、鵝、豬、魚、蝦、蟹、蚌、蛤、蚵。

▼**每日喝水量：**

如果患者是身高165cm，體重45kg。

一天共喝約2000cc。

早晨空腹300cc，水溫45℃，

早餐過後每半小時內200cc，水溫45℃。

夏天水溫45℃，冬天水溫55℃。

（請參考《食物重健——上上醫的叮嚀》第一冊，第七十二至七十三頁，飲水量表，根據每個人的身高體重有所不同。）

◆**運動**

眼操：做大圈（距離超過肩膀畫圈），左八圈，右八圈。每一小時做一次，每轉一圈閉眼三秒。

▼**提醒：**

- 飯水分離（早餐若吃麥片不用）：飯前一小時開始不喝水，飯後一小時再喝水，飯中不喝湯、水，其餘時間要注意飲水量，睡前三小時，勿再飲水。
- 牛蒡、黑木耳、菠菜不可以同一天吃，牛蒡及黑木耳不要一起滷喔！
- 若每天有吃黑木耳者，可於星期六日停吃黑木耳，改牛蒡或菠菜。
- 菠菜與豆腐、豆包不能一起煮，不要同一天吃。
- 感冒時，所有水果都要先暫停吃。
- 飯菜比例，一碗飯配一碗菜，或二碗飯配一・五碗菜。
- 每種配菜，最好在一周內輪流吃到，營養才會均衡。
- 口罩應四小時更換一次。

第四章

食物重健、身體重整的見證分享

本章由編輯部採訪整理

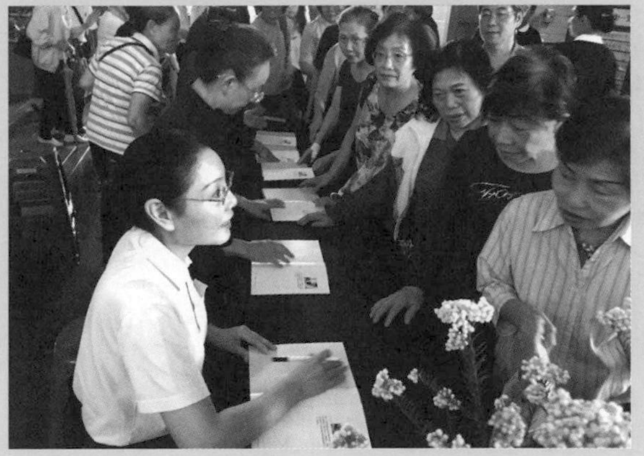

子宮癌　王林也（八十二歲）

我叫王林也，住高雄，今年八十二歲。八十歲那年（二〇一四）我的子宮長了不好的東西，常常會流血，很不正常，我就去看婦產科醫生，醫生照了超音波，說我得了子宮癌，因為我也不可能再生孩子了，子宮已沒有功能，醫生建議我拿掉，就幫我全部拿掉了。

第二次再去複診時，醫生要我做化療，說有擴散到旁邊去。我想我年紀那麼大了，我就說，我不要做了，我不要受這個苦。

後來有人跟我說，台中有一位張醫師，會幫人把脈，要我去給張醫師看，之後我就去給張醫師看，張醫師幫我把脈後，就開了一些菜單，請我照著吃，我很認真吃了三個月後，情況都改善了。我又再去做健檢，在我還沒回診給張醫師看之前，我就先去做健檢了，醫生說我已沒有什麼問題。

我吃了張醫師的食療餐後就覺得身體變得很好，又減了六公斤，體力更加好，精神也很好，我說好在有張醫師幫我看病，感謝上人能留張醫師在這裏，可以救好多人。第二次張醫師幫我看，就說我可以畢業了。說我雖然有八十二歲，但看起來卻像七十歲的樣子，精神很好。記得張醫師第一次幫我把脈，就說我有白內障。我說：對啦。我去健檢時，醫生也說我有白內障。我一來也沒說，張醫師一把脈就說我有白內障。我說張醫師真的很棒。

雖然張醫師說我可以畢業了，但我還是一樣照著吃。我進入慈濟二十年了，也茹素二十年，我的身體恢復很快，現在都好了，很感恩張醫師。希望張醫師能長壽，幫我們把關健康。我也希望自己能健康，可以做慈濟，為更多人服務。我在高雄，張醫師在台中，要見她不容易，請妳幫我跟她說謝謝，真的很感恩她，沒有她，我不會這麼快好。

蕁麻疹　宋嬌（六十二歲）

我是高雄楠梓的宋嬌。我常說：人只要存善念，就真的會遇到貴人。我是高雄受證的委員，我因為要到台北照顧二個孫子，在汐止住了六年，跟汐止的醫療志工團隊的師姊結了很好的因緣，我已經六十多歲了，在我們這個年紀會開車的人不多，我喜歡做義工訪視幫大家開車、打掃。直到二〇一四年一月孫子長大了，我就回到高雄照顧母親。但去年二〇一五年有一個很要好的汐止的師姊罹患肺腺癌第二期，擴散到淋巴，化療非常痛苦，先生沒辦法陪她，希望我陪她，我就答應了，就這一份善念，就因為陪她，我才有機會很快見到張燕醫師，那天風雨好大，我從台北開車到台中。

我的蕁麻疹是只要天氣愈不好，我就發作得更嚴重，師姊在診間看診時，我也陪進去，但是不能到前面去，當時我的蕁麻疹已是發作第八、九年了，我實在癢得不得了，身上帶了白花油，就一直擦，張燕醫師聞到味道，看到我全身發疹在擦，就說：「妳不能擦，擦了涼過後，會更嚴重。」我說：「沒辦法，太癢了。」張醫師說：「妳有沒有報名。」我說：「我今天來才知道，剛有現場報名。」張醫師非常慈悲，馬上交代助理排診，我五月二十六日掛號，六月九日就排上診了。

當天看診，張醫師幫我把脈，發現我症狀很多，因為我在台北吃了很多類固醇，所以我是「月亮臉」，張醫師說：「妳不只這些症狀，妳的心臟也不好。」並且說：「師姊，妳下次回診前，若沒有全素，妳就回去了。」我說：「冤枉啊，我都有茹素。」但張醫師說：「妳還有吃五辛、蒜、蔥，還有雞蛋。」我就啞口無言了。我承諾回去會全部改掉。

小時候家境不好，吃不好，造成營養不良，胃一直都不好，從小到大胃藥吃太多了，肝腎應該都不好，但我吃了張醫師的食療後，竟然把我五十二年的胃病都治好了。我的蕁麻疹是我很認真的吃她的食療，張醫師她非常慈悲，我六月九日去看她，但六月十四日要去做志工，我就發Line請問她怎麼辦？她就說：「妳能吃的就吃，不能吃的就不要吃。」

後來做志工回來，我又發病得很嚴重。張醫師很慈悲說：「妳吃我的食療可以。但看西醫的部份還是要去看。因為我的食療可幫助妳體內清理，妳現在身上發疹這麼嚴重，怎麼過活呢？」我就依照張醫師教我的方法，最好的方法就是改變飲食，因此就控制好了，三個月回診，她一把脈就說：「師姊，恭喜妳可以畢業了！但是我的食療，妳還是要繼續吃三個月喔。」

我非常有耐心的吃，因為我有很多東西不能吃，我一直以為我的身體是寒的，所以我就吃麻油爆薑，張醫師說：「麻油爆薑對我而言是毒藥。」而且嚴格禁止我吃麵、麵包及相關的加工品，荔枝、鳳梨、芒果、空心菜都不能吃，因為這些都是過敏原。半年內我都沒有碰過，再好吃的東西，我都不碰。我真的很聽話，結果現在都好了。真的是很感恩。吃了張醫師的食療後，我就「回不來」了，那些禁忌的東西我現在還是不敢碰，後來張醫師有開放讓我吃當季的水果。

上次高雄演講我有上台揮揮手，只是想告訴大家，我這麼嚴重，都好了，我一六〇公分，現在保持五十三公斤，上台時穿上一件黑色的西裝，有師姊就說我的身材怎麼變得這麼好，我就說是張醫師賜給我的。我其實很愛漂亮，很想染頭髮，上台做見證，張醫師說：「不行。白有白的漂亮。」非常感恩，張醫師很慈悲。但張醫師說，要感恩上人，創立慈濟世界，才有這個道場，我們才能去做慈濟，去付出，去幫助更多的人，除了改善自己的身體，又能救地球。

感恩上人，開了這個法門，讓我們可以接觸人醫會，接觸到張醫師，感恩張醫師的慈悲。感恩上人的慈悲。讓我能把八年蕁麻疹之苦，控制下來，非常感恩。

肺積水、心衰竭　林霈瑄（三十歲）

我是林霈瑄，我的媽媽是台南區的慈濟委員，今年端午節時，從台南回來度假，晚上時，突然覺得胸悶，沒有辦法睡覺，就在家裏量血壓，竟然高達兩百多，所以我晚上就到成大去急診，醫生做完檢查之後，判定是肺部積水，然後心衰竭，就馬上住院，過一陣子出院後，醫生建議一定要在家裏調養，暫時不能工作。出院之後，媽媽不放心，就帶著我跟著她，一起去上茶道課，後來經由茶道課老師的介紹，讓我們來張醫師這邊掛診諮詢。

經過張醫師的診療後，我整個胸悶的狀況，都獲得了改善，張醫師把脈時，發現我的腎臟有些其他的問題，都有一併得到改善，我今天來回診是第二次，張醫師說我畢業了，我真的很開心，感恩上人，讓我們有這個機會來調整身體，也很感恩張醫師，我以後也會繼續照著食療單吃。非常感恩。

心血管堵塞　曾漢榮（七十歲）

我叫曾漢榮，今年七十歲，住在花蓮。我在二十年前就由彰化師大來到慈濟大學工作，目前擔任慈濟大學社會教育推廣中心主任。十二年前，因為工作忙，沒有注意飲食，做了心臟導管，也裝了三根支架，為了心肺功能，我比較注意運動，也覺得自己很用心做得不錯。這十幾年來一直都有吃心臟科的藥，比如抗凝血劑。

第一次見到張醫師，是二〇一五年三月十二日，張醫師幫我把脈，她告訴我，雖然你的心血管裝支架，但還是堵塞得很厲害，我嚇了一跳，她給我開了食物重健單，我回去以後就很用心的、嚴謹的照著她的食物單吃，不管是三餐的主食，蔬菜、水果、喝水，還有燉木耳等等。三個月後，就是六月四日，我又來回診，張醫師把脈後就說，你的血管通了。我聽了非常高興，要繼續吃，而且精神狀況也比較好了。

九月三日我第三次回診，她告訴我，你的血管全部通了。我真的非常高興。她告訴我，你繼續用心吃，下一次來就可以畢業了。第四次回診是十二月四日，張醫師告訴我：可以畢業了。

在這個過程當中，我感覺到：張醫師的醫心、醫德、以及無所求，讓我非常感動。還有她的醫療團隊一起做衛教，一起告訴我們：如何吃出健康、吃出原味、吃出環保，尤其她出了書之後，我很詳細地看了兩遍，我覺得這書是救世的寶典，我推薦給很多人看，甚至應該更努力讓更多人看，雖然已經出了二萬多本，我希望讓更多人看，因為不見得每個人都報得上名讓張醫師把脈，但是他們若能夠把握書上的原則，該如何去注意健康，大家就會更好。

我在這邊要特別一提的就是，你有因緣讓張醫師把脈了，才是考驗你的開始，為什麼？因為你一定要照規定，不管是主食、蔬果、喝水，一定要照規定，而且一定要好好的煮三餐，所以家人的配合，再加上自己的用心，雖然慈濟有很多活動，但你要盡量去克服，這樣才會有效。

今天雖然告一個段落，張醫師說我可以畢業了，但我還是會繼續努力。有時候沒有辦法照著吃，但自己會隨時警覺。看完張燕醫師第一本書《食物重健》，我們會更注意食材的選擇，買菜沒有什麼困難，但是水果要特別找，有些買不到如藍莓，我們也會想辦法訂，「用心就找方法，無心就找藉口。」所以我不隨便吃，會認真找。在給張醫師看診的八、九個月過程中，一定會有很多的誘惑，但自己要時時警覺。一個禮拜的菜，我們會盡量備齊，也不能一下買太多，還是要新鮮的才好。用心找後，萬一不能齊，就隨緣了。

張醫師的《食物重健》這樣好的觀念，我逢人必講，也會推薦給我的親朋好友，而且也買書送他們。花蓮的書局都有賣，買書很方便。一本書不貴，與人結緣。若沒有辦法排上張醫師的診，可以先看書，提前注意。書上寫什麼病，怎麼吃，哪些可以吃，哪些不可以吃，真的很有效。我非常感佩游村憲師兄，他說：「希望能多推廣這本書，這樣正能量可以加強些。」張醫師出版這書，真的是很大的功德。

真的很感恩上人，創造慈濟世界，讓大家好好的去做慈濟。尤其感恩張醫師為慈濟人把脈，為慈濟人尋找健康，我覺得我們都是很有福報的人，我希望未來也能更去做利他的工作，然後多多響應食物的重健，健康的「健」，讓更多人健康，讓每一個人過得更好。非常感恩我們的衛教團隊，感恩張醫師。

失眠恐慌、躁鬱、憂鬱　吳香（五十五歲）

我是吳香，來自台中北屯區，我很感恩張醫師，我有這個因緣可以給她看，讓我很多的病痛都能獲得改善，我最大的問題是暈及睡不著，恐慌、躁鬱、憂鬱都有，吃了二十幾年的藥了，吃最重的時候是六顆，但都沒效，最大的醫院，四十幾科，也看了二十一科，藉由大醫院的院長介紹，我就一直一科一科的看，大家都不相信，不知道我到底是在看什麼？

所以病痛來的時候，就是一直在找方法，找很多方法，從民國八十年，找到現在，也開了幾次刀，直到現在見到張醫師，在短短的期間，跟她一起配合，吃了這個食療，讓我改善良多，可以說：完全改善了。真的很感恩。連我先生在幫我準備這些東西的同時，看我這樣尋尋覓覓去外面找了很多，不管是醬油、油膏、菜之類有機的東西，真的是吃到、買到，沒有辦法去評估到底哪一樣才是好？

直到碰到張醫師，才知道她開給我吃的菜單，的確是改變我最大的，所以我先生也跟著我吃，他原來三高一直降不下來，尤其是尿蛋白過高，膽固醇一直都降不下來，他這兩次去醫院檢查都正常，他跟我這樣吃，也瘦了五公斤，他也很高興。

真的很感恩張醫師，更感恩上人，如果沒有上人給我們這麼有福報的一個因緣，我們沒有辦法碰到這麼好的良醫良能來為我們解決病痛。這是我人生最大的一個幸福跟福音跟感受，感恩上人，感恩張醫師。

乾癬　林月治（六十二歲）

大家好！我叫林月治，我從宜蘭來，我有困擾多年的C型肝炎，在民國九十年左右，做了干擾素的治療，也做了一個很辛苦的療程，終於痊癒。可是過了沒多久，我的皮膚就開始有問題，頭皮開始紅腫，很癢，而且頭皮屑很多，所以我到處看醫生，有的醫生跟我說是：脂漏性皮膚炎，可是我擦藥、吃藥、用藥，也沒有改善，終於有一次，我看到了一位醫師，他告訴我，你這個叫做乾癬。我終於知道我得了乾癬。

可是皮膚科也沒有很好的治療效果，所以開始，哪裏有好醫生我就去了，人家說哪裏的中醫可以治療我的乾癬，我就去了，做了一段時間也沒有效，哪裏有秘方，說這個秘方對你絕對有幫助，我就千里迢迢跑去看醫生，一次花了幾萬塊，這樣連續花了好幾十萬，可是我的症狀也沒有改善，本來都還抱了一線的希望，但也沒有得到很好的療效。

開始有私人診所說，他們那邊有特殊的藥劑，可以讓我恢復健康，可是我去做了，也是花了好幾十萬，也沒有效果，我真的覺得非常困擾。終於我找到一位皮膚科的權威醫師，他覺得乾癬的治療，除了生物治劑，沒有更好的方式。我就想，來做這個治療，可是開始要做這個治療的時候，醫生就跟我解釋，這個是控制你的免疫系統，我想我的C型肝炎就是控制我的免疫系統，我若再做這樣的免疫系統，會不會又引起我的C型肝炎，我就質疑地問醫生，醫生說，如果你有這樣的顧忌，那你就自己選擇要不要做，後來我又選擇放棄。

我的症狀還是沒有改善，還是持續的頭皮癢、有頭皮屑，還有結痂，非常癢，天天就是覺得很不舒服。如果覺得很不舒服的時候，我就長期用醫生開的藥水、皮膚科的藥水，還有藥膏，就是用藥性的髮劑來洗頭，持續多年，就是很困擾，也很不舒服。

三個月前有這樣的因緣，我來到張醫師這邊，張醫師也沒有給我開藥，直接給我一個食療，我就配合食療，醫師也沒有向我收取任何費用，也沒有推銷任何產品，我就乖乖的照著食療吃，吃到這種食療，我就覺得很舒服，三個月下來，所有的症狀，乾癬真的就這樣好了，我現在也不用藥水，不用擦藥，也不用藥性洗髮精，就覺得很舒服。

吃了張燕醫師的食療後，自己的口已經變成一個「檢測器」了，敏銳得知道什麼可以吃，什麼不可以吃。張醫師推行的食療如同「飲食禪」，不只是吃「健康」，也是吃「觀念」。我真的很感恩，沒有付出任何的金錢，卻得到非常舒服的感覺，我真的非常感恩張醫師，也非常感恩上人，給我有這樣的機會與環境，給我這樣的治療，真的非常感恩。

肝癌　高光昇（四十八歲）

大家好！我是高光昇，來自於台南市。二〇一三年的暑假，當時我在上一個課程，那天回來就發燒三十八度多，在此之前，我很少看醫生，可能是時間到了，身體狀況逼著我去看醫生，我就去掛了診所的肝膽胃腸科，因我的前胸有一個硬硬的脹點，這位老醫生請我躺下，幫我觸診後，建議我去大醫院看看。於是，我請一位醫生朋友幫我用最快的速度安排檢查，報告顯示：已罹患肝癌第三期，有十三公分大，醫生說，如果我沒有任何動作，大概最多可活半年。然後就是一連串的開刀，兩次大手術，在醫院進出兩年。

直到四個月前，二〇一五年的某一天，我的因緣到了，因為我太太在年輕的時候就開始在繳功德款，那天有一位師姊來收款時，她大約只知道一點點，我太太告訴她我的情況，然後師姊告訴我們一個訊息說：有一位上上醫張醫師，能夠幫我們重健我們的食物，治癒我們的身體；以「改變食物」的另類療法。因為我們對西醫的醫療模式已經很清楚，大概也沒有其他醫療的方式了，然後我們就一直朝向尋找另類醫療的可能方法，一聽到這樣的資訊，我馬上就報名了，我原來沒有抱很大的希望，因為聽說都是資深委員優先排診，但還是姑且一試。簡訊報名沒多久，張醫師的團隊就通知我已排上診，因緣際會就接觸到張醫師。

我第一次來看診的時候，張醫師開的菜單是我以前完全沒碰過的，我以前是個偏食很嚴重的人，我知道我生病之後，必須改變我的生活習慣，只是張醫師說的，讓我有點納悶，她說，我九點半必須上床睡覺，我想我的人生，從小讀書到現在，從來沒有九點半睡覺的紀錄，於是我就勉強自己九點半上床睡覺，差不多一個禮拜我就習慣了。

剛開始吃張燕醫師的食療，初期一兩周，頭會暈，可能是一時還不習慣，二個禮拜後就習慣了，體重開始減輕，我的飯量算是大的，每次都吃一大碗公，我是吃紫米加糙米。一發病後，我其實就開始改變飲食了，現在都全素了。我瘦得很快，馬上十公斤就解決了。三個月後再去看張醫師，第二次回診時，張醫師就說我可以畢業了。我就是傻傻的、認真的照著吃，因為也沒有別的方法了。我的家人很支持，也跟著我一起吃。

我們在準備食材上，因為有一位師姊很發心，她自己經過這樣的事，知道採購很麻煩，就幫我們一起團購，大家再一起到她那裏去分菜，所以很方便。兩次回診後，再去醫院檢查，報告都沒問題了，現在是穩定的狀況了。我非常嚴格遵循張醫師的食物單裏面的吃法，其他東西我都不吃不碰，餓的話，就讓它餓，我也沒有找東西吃，體重減輕了很多，原本我以為至少要半年、一年，張醫師才會讓我放鬆一點點，沒想到這次這麼快，三個月張醫師就讓我畢業了。非常感謝上人，非常感謝張醫師，你們是我人生的菩薩。謝謝。

子宮肌瘤　莊淑惠（五十歲）

大家好！我是莊淑惠。五年前，我的子宮肌腫瘤長到五公分，我做過微創手術。去年，我做了定期檢查，婦產科醫師說：「妳的肌瘤，又長到五公分了。」我問：「為什麼長這麼快？」醫生答：「吃太營養了，妳自己上網查一下，雌激素的東西少吃。」我心裏很難過，請教醫生：「我茹素，那會吃得太營養呢？」

隔不久，慈濟關渡園區，有張燕醫師的健康講座，多位見證人的身體改善了。我願有好的因緣讓張燕醫師看診，以期盼的心情，第一次張燕醫師幫我把脈，診察我的症狀是：「睡眠不好」。我很震驚！我要改善「睡眠多」的困擾。我一天睡眠超過八個小時，有時候太累，睡九個小時還睡不飽。張燕醫師診脈出我最想要解決的困擾：「我雖然睡很多，但並沒有消除疲勞。」

我曾經在佛菩薩面前祈求，「怎麼辦，睡這麼多，還有好多事要做，要加快的完成。」我祈求：「弟子有心要做，但是睡太多了。懺悔！」遵照張醫師的食療單，我只吃了一天，隔天我就到共修處薰法香了，太妙了！我省思過去錯誤的飲食習慣，吃太多了，我吃了哪些食物呢？

龍眼乾，一個晚上可以吃三十顆。蛋糕可以吃好幾片。邊看電視，堅果類曾吃過四分之一碗。我愛茹素丸子，家裏晚餐煮很多，我惜福吃很多食物。睡眠品質不好的原因是吃太多。過去我不自覺，過多的食物增加身體運作的負荷量，讓睡眠品質不好。吃了食療單後，我一天只睡六小時，精神卻很好。多出來的時間，可聽上人的法，薰法香，我感恩。過去在家裏看電視，有點昏沉，自從吃食療餐之後，我的身體有了哪些變化呢？

臉上的斑淡了、肌瘤縮小，焦躁轉為穩定的心，體力增強。最近這幾天，我的家人跟我說，「妳的頭髮梳得很好看」，我按照平常的方式梳啊，開心的吃，食物的營養已經到了髮梢，我的頭髮也變得柔順，真是太神奇了！

去年（二〇一五）十月份，我參加花蓮梯次營隊三次，利用假日時間，沒有休息，每一次回來口腔破，很快修復好。在營隊中，充滿歡喜心、感恩心，與人互動，法喜的分享能量比過去多。

今年一月份，我參加慈濟廣西冬令發放，行程中發放大米，我參與會前的佈置，以接龍的方式搬大米。我很開心，我有力量參與其中，這個感人助人的畫面，大愛台的記者，做成一則新聞播出。我感恩張燕醫師，讓我有好體力去付出助人。感恩上人。感恩我的主管同仁讓我參加活動。

今年二月份我利用過年休假期間，報名參加花蓮慈濟醫院梯次志工（五天），服務的定點是外加護病房。我與志工團隊合作膚慰，有位十九歲的男孩車禍，腦部受傷，腦部昏迷指數三。我們膚慰那男孩的媽媽不能接受意外事實的情緒。我在十九歲男孩的耳邊，輕輕的告訴他，孩子你驚嚇於撞擊力如此大的車禍，你躺在病床上，我了解你（男孩）的恐懼、傷痛，我安慰你的媽媽：「孩子躺在病床上，劇痛、恐懼需要媽媽同理孩子此刻的心。」祝福爸媽家人，讓傷痛緩和了，祝福大家。

我們志工團隊很快結好緣，送《說法無量無量》、《靜思語》兩本書給媽媽、哥哥看，讓書陪伴他們。媽媽讀了書上的內容，說自己沒辦法找到這麼好的書。我安慰車禍男孩的哥哥，他二十多歲，幾天後，哥哥看著車禍的弟弟驚嚇受傷的臉龐漸漸轉為平靜的表情。我自己也感動了！幫助人讓我更安心。我感恩有顆穩定的心，能膚慰不安的心靈。感恩張燕醫師，感恩上人，讓我有機會見苦知福、福慧增長，感恩。

張燕醫師要出版第二本書，我有幸能見證：食物重健。

重大天皰瘡　陳家卉（六十五歲）

我是陳家卉，住台北淡水，我本身是重大天皰瘡，民國九十四年到現在已經十年了，從來沒有好過，都住在醫院，從頭到腳手全身都是，就是長水泡，都是很大顆很大顆，從來沒有好過，類固醇最多一天吃十九顆，反正壓不下來，就長期一直吃，那時候吃到整個人都昏昏沉沉的，一直復發，手腳都有腫囊，連洗澡都不能洗，整個人像殭屍一樣。

後來去年經由智慧媽介紹說，有位張醫師她的醫術很棒，是食療的，於是我在去年（二〇一五）六月開始用張燕醫師的食療，到今天為止已經第三次回診了，一開始吃，因為量不多，會頭暈，但持續吃，食療半年，我現在全身都好了。還有一件很開心的事就是，我的肚臍十年內就是有那麼大顆的增生凸出來，醫師一直開藥一直熱燒都沒有用，就是吃張醫師的食療，現在這個肚臍增生已經縮進去了。我的嘴巴潰瘍也是十年沒有好過，自從使用張燕醫師的食療以後，就是乖乖的吃，就對了，現在嘴巴潰瘍也快好了，還剩下一點點而已。

還有眼睛做了眼操，我的眼睛也是點了十年的類固醇，點到都有了白內障，也有飛蚊症，開始使用食療及眼操後，張醫師請我做中圈的眼操，就不用點類固醇了，現在類固醇都沒有吃了，也不用點了，現在只吃張醫師的食療，就很開心，有這個機緣，碰到張醫師的食療，讓我身體重新好起來，真的很感恩張燕醫師，這是一個很棒的食療！希望大家把這個食療的訊息發揚出去，讓更多的社會大眾知道，讓大家的身體都能健康，大家都能平安，能出來做對社會更好的事情。

自從吃了張燕醫師開的食療單以後，我的頭髮變得好漂亮，軟綿綿的，真的好開心。食物吃對了，對我們的身體真的很棒。我以前手腳都會流膿，指甲也都會一直掉一直掉，長出來又掉，長出來又掉，自從食療以後，指甲就都好起來沒有再掉過。吃張醫師的食療要很有信心而且要堅持，內心抱著感恩的心，細胞也都在感恩，所以全都好了。感恩上人創造慈濟世界，我才能廣聞多學、增長法身慧命，我才有機緣接觸張醫師這樣「一級棒」的食療。我現在很健康，出來做志工，感恩張醫師無所求的付出，為我們的健康把關，真的很感恩。

職業傷害　葉敏煌（五十一歲）

我叫葉敏煌，住在台南市。因為我們台南很多人給張醫師看，就這樣傳開了，有一次在靜思堂聽到師兄師姊他們在談論，有一位張醫師住台中，聽說她把脈很準，而且是用食物重健的方法，幫很多病人治療好了，我就決定跟我的師姊來給張醫師看，我家師姊也有心臟的問題給張醫師看，就是這樣的因緣，因為她已經報名了，我就說：「順便報我的。」

之前還沒有來給張醫師看的時候，每天身體都很累，然後去給中醫把脈，吃很多藥，看很多醫生，都沒有效。去給西醫檢查，也說沒什麼病。但就是每天很累，到了中午的時候，有休息時間，但都睡不著，差不多從三點半以後開始累到晚上，到晚上七點左右，眼睛白色的部份就會牽紅線，因為有這樣的情形，我就想順便給張醫師看。

第一次去看張醫師是二〇一五年十月。張醫師看了，起先也覺得很莫名其妙，說我看起來沒有幾歲，為什麼精神會這麼不好。她把脈後問我是做什麼行業？我告訴張醫師，我在做紡織業，我在紡織廠工作二十幾年了，再二年就要退休了。她就說：「難怪會這樣。」因為我工作的環境，空氣中會有很多粉塵，那些都是重金屬。於是張醫師就開了食療單給我，有蔬菜、有水果。

我那時候有尿酸，吃了張醫師開的食療單，也好了。眼白紅線的症狀也改善了。我膝蓋有積水，彎曲會痛，很難好，但情況也改善了。我很認真吃，我們這裏買菜很方便，吃了三個月，第二次回診是今年一月，張醫師就說我畢業了，沒有問題了。

我不胖，因為有控制飲食，早上固定吃張醫師開的麥片，中午吃糙米加紫米，水果在早上及中午飯後吃，晚上不吃水果。我每天帶便當上班，張醫師的餐我很喜歡吃，我比較喜歡吃食物類的，不喜歡吃食品類的。我喜歡吃我太太煮的，不喜歡吃外面的，這是我個人的習慣。

我覺得張醫師雖然看起來很嚴格，常言：「愈嚴格的師父，教出來的徒弟愈好。」我認為她做事情比較仔細，有規律，不會亂做，這是自我要求很高的人才會這樣。我是學機械的，我的師父就是要找這種的，我本身自我要求也很高，所以我覺得張醫師很好。

我覺得張醫師開給我吃的菜的味道，越吃越香，我已經上癮了，沒有辦法停。我雖然畢業了，還是會繼續再吃。剛好有這個因緣，感恩上人、感恩張醫師，還有她的團隊。

附表　食物重健菜單

<table>
<tr><td colspan="8">1　急性淋巴白血病　　食物重健菜單　二〇一六年十一月一日起實施</td></tr>
<tr><td colspan="8">※口罩四小時更換一次。
每日喝水量：一天共喝2000cc早晨空腹未刷牙前350cc水溫45℃（請參考《食物重健》第一冊P72-73水量表）
冬補：十一月至二月底，黑棗二顆，龍眼乾一顆，枸杞五顆，以300cc熱開水沖泡，可回沖，當水喝。
午晚餐飯水分離（早餐不用）：飯前一小時開始不喝水，飯後一小時再喝水，飯中不喝湯、水，其餘時間要注意飲水量，睡前三小時勿再飲水。
※以下主食皆可吃到飽（餐與餐中間餓時，再吃主食及配菜），餐後水果請依順序吃。</td></tr>
<tr><td>星期</td><td>一</td><td>二</td><td>三</td><td>四</td><td>五</td><td>六</td><td>日</td></tr>
<tr><td rowspan="2">早餐</td><td colspan="7">主食：麥片（大燕麥片即沖即溶），以100℃熱開水燜泡約五分鐘即可食。加松子三顆。加四分之一（咖啡湯匙）的秋薑黃粉，先與乾麥片拌勻再沖泡熱開水。
水煮蛋：只吃蛋白，不吃蛋黃，每周三次（周一、三、五），一次一顆。
餐後水果：①藍莓十二顆
②聖女小蕃茄六顆
③巨峰葡萄五顆</td></tr>
<tr><td colspan="7">※亞培安素（原味無糖），每日一至二瓶，可分多次喝，每次一至二口。
（與早餐隔一小時）</td></tr>
</table>

午餐配菜

主食：糙米三分之一，紫糙米三分之一，白米三分之一。加四分之一（咖啡湯匙）的秋薑黃粉拌飯吃。

川七、西洋芹。（一周吃二次）；小松菜、綠苦瓜。（一周吃三次）；其他季節菜，一周輪流吃。

組	配菜
1	皇宮菜、小松菜、青椒
2	佛手瓜、油菜（去花）、川七
3	西洋芹、大小黃瓜、小松菜
4	綠花椰、青江菜（＋薑）、龍鬚菜
5	川七、大陸妹、空心菜
6	金針、西洋芹、小松菜
7	長年菜（割菜）、紅莧菜、山苦瓜

餐後水果：①黃金果一顆 ②草莓二顆 ③蘋果（手掌大）二分之一顆（去皮）

晚餐配菜

組	配菜
1	豆包一至二片（醬滷八角）、芥蘭菜（＋薑）、A菜
2	綠苦瓜、葫瓜、豌豆苗
3	黑木耳（醬滷八角）、紅鳳菜、水蓮菜
4	長豆、小白菜、綠苦瓜、綠豆芽
5	秋葵、地瓜葉、白莧菜、蓮藕
6	牛蒡（醬滷八角）、高麗菜、四季豆
7	菠菜、紅甜椒、綠苦瓜、豆腐

餐後水果：睡前一小時，吃一顆綠色奇異果（去皮）；其他水果禁食。

2 鼻咽癌轉移胃、轉移攝護腺　食物重健菜單　二〇一六年十一月一日起實施

※口罩四小時更換一次。

每日喝水量：一天共喝2000cc早晨空腹未刷牙前350cc水溫45℃（請參考《食物重健》第一冊P72-73水量表）

冬補：十一月至二月底，紅棗一顆，黑棗一顆，龍眼乾一顆，東洋蔘一片，以300cc熱開水沖泡，可回沖，當水喝。

午晚餐飯水分離（早餐不用）：飯前一小時開始不喝水，飯後一小時再喝水，飯中不喝湯、水，其餘時間要注意飲水量，睡前三小時勿再飲水。

※以下主食皆可吃到飽（餐與餐中間餓時，再吃主食及配菜），餐後水果請依順序吃。

星期	一	二	三	四	五	六	日
早餐	**主食：**麥片（大燕麥片即沖即溶），以100℃熱開水燜泡約五分鐘即可食。加南瓜子五顆、松子三顆（烘焙過的）。加一又二分之一（咖啡湯匙）的秋薑黃粉，先與乾麥片拌勻再沖泡熱開水。 **餐後水果：**①新鮮無花果一顆（去皮） ②芭樂二分之一顆（去皮去籽） ③火龍果六分之一顆						
	※亞培安素（原味無糖），每日一至二瓶，可分多次喝，每次一至二口。（與早餐隔一小時） ※早上九點，新鮮百合三分之一朵，放入砂鍋加水煮軟後，熄火燜十分鐘後吃，不可調味。一種煮成一天份（半碗），一星期吃六天，每周吃。						

午餐配菜

主食：紫糙米三分之一，白米三分之二。加一（咖啡湯匙）的秋薑黃粉拌飯吃。
南瓜（去皮，蒸二片）、節瓜。（一周吃二次）；
皇宮菜、地瓜葉。（一周吃三次）；其他季節菜，一周輪流吃。

午餐配菜
皇宮菜、地瓜葉、秋葵
油菜（去花）、綠苦瓜、金針
南瓜（蒸二片）、大小黃瓜、茄子
綠花椰、紅鳳菜、綠豆芽
絲瓜、大陸妹、空心菜
南瓜（蒸二片）、皇宮菜、地瓜葉
長年菜（割菜）、紅莧菜、山苦瓜

餐後水果：①蘋果二分之一顆（去皮）
②櫻桃三顆
③聖女小蕃茄五顆

晚餐配菜

晚餐配菜
豆包一至二片（醬滷八角）、紅鳳菜、水蓮菜
川七、節瓜、豌豆苗、綠豆芽
黑木耳（醬滷八角）、皇宮菜、水蓮菜
長豆、小白菜、青椒、蓮藕
蓮藕、地瓜葉、白莧菜、金針
牛蒡（醬滷八角）、高麗菜、四季豆
菠菜、地瓜葉、紅甜椒、海帶（芽）

餐後水果：睡前二・五小時，吃藍莓十顆；其他水果禁食。

3 乳癌轉移淋巴、轉移頸椎骨頭及小腦 食物重健菜單 二〇一六年十一月一日起實施

※口罩四小時更換一次。

每日喝水量：一天共喝2000cc早晨空腹未刷牙前350cc水溫45℃（請參考《食物重健》第一冊P72-73水量表）

午晚餐飯水分離（早餐不用）：飯前一小時開始不喝水，飯後一小時再喝水，飯中不喝湯、水，其餘時間要注意飲水量，睡前三小時勿再飲水。

※以下主食皆可吃到飽（餐與餐中間餓時，再吃主食及配菜），餐後水果請依順序吃。

星期	一	二	三	四	五	六	日
早餐	**主食**：麥片（大燕麥片即沖即溶），以100℃熱開水燜泡約五分鐘即可食。加一又二分之一（咖啡湯匙）的秋薑黃粉，先與乾麥片拌勻再沖泡熱開水。 水煮蛋：只吃蛋白，不吃蛋黃，每周二次（周一、三），一次一顆。 **餐後水果**：①蘋果二分之一顆（去皮） ②枇杷五顆 ③聖女小蕃茄六顆						
	※做化療者，請食亞培安素（原味無糖），每日一至二瓶，可分多次喝，每次一至二口。（與早餐隔一小時） ※早上九點，新鮮黑木耳約手掌大，前一晚先洗淨泡純水冷藏，烹煮前再洗淨撕片，放入陶瓷碗，加150cc純水，以瓷碟蓋好，蒸熟後吃，不可調味。每周三次（周一、三、五）。						

午餐配菜	晚餐配菜
主食：紫糙米三分之一，白米三分之二。加一（咖啡湯匙）的秋薑黃粉拌飯吃。 小松菜、西洋芹。（一周吃二次）； 芥蘭菜（＋薑）、皇宮菜、青椒。（一周吃三次）；其他季節菜，一周輪流吃。	
皇宮菜 芥蘭菜（＋薑） 秋葵	豆包一至二片（醬滷八角） 青椒 水蓮菜
油菜（去花） 綠苦瓜 綠豆芽	西洋芹 葫瓜 豌豆苗
青江菜（＋薑） 大小黃瓜 佛手瓜	黑木耳（醬滷八角） 小松菜 水蓮菜
綠花椰 青椒 水蓮菜	小白菜 青椒 金針
絲瓜 小松菜 空心菜	皇宮菜 芥蘭菜（＋薑） 白莧菜 蓮藕
西洋芹 皇宮菜 地瓜葉	芥蘭菜（＋薑） 高麗菜 白花椰菜
長年菜（割菜） 青椒 山苦瓜	菠菜 茄子 紅甜椒 豆腐
餐後水果：①芭樂二分之一顆（去皮去籽） ②金棗一顆 ③聖女小蕃茄五顆	餐後水果：睡前一小時，吃二分之一顆綠色奇異果（去皮）；其他水果禁食。

4 胃食道逆流、膀胱瘜肉、貧血暈眩 食物重健菜單

二〇一六年十一月一日起實施

※口罩四小時更換一次。

每日喝水量：一天共喝2000cc早晨空腹未刷牙前350cc水溫45℃（請參考《食物重健》第一冊P72-73水量表）

※紅棗一顆，黑棗一顆，龍眼乾一顆，東洋蔘二分之一片，以300cc熱開水沖泡，可回沖，當水喝。

午晚餐飯水分離（早餐不用）：飯前一小時開始不喝水，飯後一小時再喝水，飯中不喝湯、水，其餘時間要注意飲水量，睡前三小時勿再飲水。

※以下主食皆可吃到飽（餐與餐中間餓時，再吃主食及配菜），餐後水果請依順序吃。

<table>
<tr><th>星期</th><th>一</th><th>二</th><th>三</th><th>四</th><th>五</th><th>六</th><th>日</th></tr>
<tr><td>早餐</td><td colspan="7">主食：麥片（大燕麥片即沖即溶），以100℃熱開水燜泡約五分鐘即可食。加松子五顆、核桃二分之一顆、胡桃二分之一顆、腰果一顆。加一（咖啡湯匙）的秋薑黃粉，先與乾麥片拌勻再沖泡熱開水。
餐後水果：①黑色葡萄（無籽）五顆
②無花果一顆（去頭）
③枇杷三顆</td></tr>
<tr><td></td><td colspan="7">※每月初一、十五喝四神湯，一帖四神，以三碗水煮成二碗湯，勿加其他料，不可調味，早上九點、下午三點各喝一碗，不可吃料。</td></tr>
</table>

午餐配菜

主食：胖者，糙米。瘦者，紫糙米二分之一，白米二分之一。

牛蕃茄（去皮）。（一周吃二次）；

川七（＋薑）、皇宮菜、菠菜、地瓜葉。（一周吃三次）；其他季節菜，一周輪流吃。

	午餐配菜	晚餐配菜
1	皇宮菜、川七（＋薑）、秋葵	豆腐、紅鳳菜、菠菜
2	牛蕃茄（去皮）、綠苦瓜、芹菜	川七（＋薑）、葫瓜、豌豆苗、地瓜葉
3	青江菜（＋薑）、大小黃瓜、西洋芹	黑木耳（醬滷八角）、紅鳳菜、水蓮菜
4	綠花椰、菠菜、水蓮菜	長豆、小白菜、青椒、綠豆芽
5	絲瓜、大陸妹、空心菜	皇宮菜、地瓜葉、白莧菜、蓮藕
6	牛蕃茄（去皮）、皇宮菜、地瓜葉	昆布、高麗菜、菠菜
7	長年菜（割菜）、紅莧菜、山苦瓜	川七（＋薑）、茄子、紅甜椒、金針

午餐 餐後水果：①新鮮的蔓越莓二顆 ②芭樂二分之一顆（去皮去籽）③火龍果（中的）六分之一顆

晚餐配菜

餐後水果：睡前二小時，吃蔓越莓一顆；其他水果禁食。

5 三酸甘油脂、心臟二尖瓣膜脫垂、心臟粥狀動脈硬化　食物重健菜單　二〇一六年十一月一日起實施

※口罩四小時更換一次。

每日喝水量：一天共喝2000cc早晨空腹未刷牙前350cc水溫45℃（請參考《食物重健》第一冊 P72-73水量表）

午晚餐飯水分離（早餐不用）：飯前一小時開始不喝水，飯後一小時再喝水，飯中不喝湯、水，其餘時間要注意飲水量，睡前三小時勿再飲水。

※以下主食皆可吃到飽（餐與餐中間餓時，再吃主食及配菜），餐後水果請依順序吃。

星期	一	二	三	四	五	六	日
早餐	**主食：**麥片（大燕麥片即沖即溶），以100℃熱開水燜泡約五分鐘即可食。 加四分之一（咖啡湯匙）的秋薑黃粉，先與乾麥片拌勻再沖泡熱開水。 **餐後水果：**①聖女小蕃茄八顆 ②小黃瓜二分之一條（去皮去籽） ③蘋果四分之一顆（去皮）						
	※早上九點，新鮮黑木耳約手掌大，前一晚先洗淨泡純水冷藏，烹煮前再洗淨撕片，放入陶瓷碗，加150cc純水，以瓷碟蓋好，蒸熟後吃，不可調味。每周五次（周一至五）。						

午餐配菜

主食：純糙米。水蓮菜、茄子、九層塔。（一周吃二次）；綠花椰、西洋芹、綠苦瓜。（一周吃三次）；其他季節菜，一周輪流吃。

	午餐配菜	晚餐配菜
1	皇宮菜、地瓜葉、秋葵、茄子、九層塔	豆包一至二片（醬滷八角）、紅鳳菜、水蓮菜
2	油菜（去花）、西洋芹、A菜	川七、昆布、豌豆苗、綠苦瓜
3	青江菜（＋薑）、大小黃瓜、綠豆芽	黑木耳（醬滷八角）、紅鳳菜、綠花椰
4	綠花椰、紅鳳菜、水蓮菜	長豆、小白菜、青椒、西洋芹
5	絲瓜、大陸妹、空心菜	皇宮菜、地瓜葉、白莧菜、綠苦瓜
6	綠花椰、皇宮菜、地瓜葉	牛蒡（醬滷八角）、高麗菜、四季豆
7	長年菜（割菜）、紅莧菜、西洋芹	菠菜、茄子、九層塔、紅甜椒、金針

午餐餐後水果：①楊桃一小條（去皮去籽）
②聖女小蕃茄六顆
③芭樂二分之一（去皮去籽）

※切記：吃完楊桃後隔一小時才能吃藥。

晚餐配菜

餐後水果：睡前一小時，吃一顆綠色奇異果（去皮）；其他水果禁食。

6 高血壓、高血脂、胃潰瘍　食物重健菜單 二〇一六年十一月一日起實施

※口罩四小時更換一次。

每日喝水量：一天共喝2000cc早晨空腹未刷牙前350cc水溫45℃（請參考《食物重健》第一冊P72-73水量表）

午晚餐飯水分離（早餐不用）：飯前一小時開始不喝水，飯後一小時再喝水，飯中不喝湯、水，其餘時間要注意飲水量，睡前三小時勿再飲水。

※以下主食皆可吃到飽（餐與餐中間餓時，再吃主食及配菜），餐後水果請依順序吃。

星期	一	二	三	四	五	六	日
早餐	**主食：**麥片（大燕麥片即沖即溶），以100℃熱開水燜泡約五分鐘即可食。 加三分之一（咖啡湯匙）的秋薑黃粉，先與乾麥片拌勻再沖泡熱開水。 **餐後水果：**①藍莓六顆 ②火龍果六分之一顆 ③芭樂二分之一顆（去皮去籽）						
	※切記：一定要飯水分離。						

午餐配菜	晚餐配菜
主食：胖者，糙米三分之二，紫糙米三分之一。瘦者，糙米三分之一，紫糙米三分之二。龍鬚菜。（一周吃二次）；川七（+薑）、皇宮菜、西洋芹、綠苦瓜。（一周吃三次）；其他季節菜，一周輪流吃。	
皇宮菜、地瓜葉、秋葵	豆包一至二片（醬滷八角）、西洋芹、水蓮菜
油菜（去花）、綠苦瓜、川七（+薑）	葫瓜、豌豆苗、龍鬚菜、海帶（芽）
青江菜（+薑）、大小黃瓜、蓮藕	黑木耳（醬滷八角）、西洋芹、水蓮菜
綠花椰、紅鳳菜、川七（+薑）	長豆、小白菜、青椒、白花椰菜
絲瓜、大陸妹、空心菜	皇宮菜、綠豆芽、白莧菜、西洋芹
龍鬚菜、皇宮菜、金針	綠苦瓜、高麗菜、四季豆、豆腐
長年菜（割菜）、紅莧菜、綠苦瓜	菠菜、茄子、紅甜椒、川七（+薑）
餐後水果：①聖女小蕃茄三顆 ②芭樂二分之一顆（去皮去籽） ③酪梨三分之一顆	**餐後水果**：睡前一小時，吃二分之一顆綠色奇異果（去皮）；其他水果禁食。

7 上皮腎臟癌、泌尿道上皮癌、腎臟萎縮 食物重健菜單 二〇一六年十一月一日起實施

※口罩四小時更換一次。

每日喝水量：一天共喝2000cc早晨空腹未刷牙前350cc水溫45℃（請參考《食物重健》第一冊P72-73水量表）

午晚餐飯水分離（早餐不用）：飯前一小時開始不喝水，飯後一小時再喝水，飯中不喝湯、水，其餘時間要注意飲水量，睡前三小時勿再飲水。

※以下主食皆可吃到飽（餐與餐中間餓時，再吃主食及配菜），餐後水果請依順序吃。

<table>
<tr><th>星期</th><th>一</th><th>二</th><th>三</th><th>四</th><th>五</th><th>六</th><th>日</th></tr>
<tr><td rowspan="2">早餐</td><td colspan="7">主食：麥片（大燕麥片即沖即溶），以100℃熱開水燜泡約五分鐘即可食。加二點五（咖啡湯匙）的秋薑黃粉，先與乾麥片拌勻再沖泡熱開水。
水煮蛋：只吃蛋白，不吃蛋黃，每周六次（周一至六），一次二顆。
餐後水果：①巨峰葡萄三顆 ②百香果二分之一顆 ③蘋果四分之一顆（去皮）</td></tr>
<tr><td colspan="7">※亞培安素（原味無糖），每日一至二瓶，可分多次喝，每次一至二口。（與早餐隔一小時）
※早上九點，新鮮黑木耳約手掌大，前一晚先洗淨泡純水冷藏，烹煮前再洗淨撕片，放入陶瓷碗，加150cc純水，以瓷碟蓋好，蒸熟後吃，不可調味。每周三次（周一、二、三）。
※早上九點，新鮮白木耳三分之一朵，切碎放入砂鍋加水煮軟後，再放入新鮮百合三分之一朵，熄火燜十分鐘後吃，不可調味。二種煮成一天份（一碗），一星期吃三天（周四、五、六）。</td></tr>
</table>

主食：純白米。加一（咖啡湯匙）的秋薑黃粉拌飯吃。
白蘿蔔（＋薑，醬滷八角）、大黃瓜。（一周吃二次）；冬瓜（＋薑，醬滷八角）、絲瓜。（一周吃三次）；其他季節菜，一周輪流吃。
※切記：所有的蔬菜都要獨立燙過（一分半鐘），獨立換水，再燙或炒至熱。
午晚蔬菜要分，中午吃綠色，晚上吃白色。

午餐配菜	晚餐配菜
皇宮菜 地瓜葉 秋葵	白花椰菜 葫瓜 白莧菜
油菜 （去花） 綠苦瓜 昆布	冬瓜 （＋薑，醬滷八角） 白蘿蔔 （＋薑，醬滷八角）
青江菜 （＋薑） 大小黃瓜 絲瓜	冬瓜 （＋薑，醬滷八角） 蓮藕
綠花椰 紅鳳菜 水蓮菜	小白菜 葫瓜 白花椰菜
絲瓜 大陸妹 空心菜	白蘿蔔 （＋薑，醬滷八角） 白莧菜
海帶（芽） 大黃瓜 絲瓜	冬瓜 （＋薑，醬滷八角） 高麗菜
紅莧菜 豆包一至二片 （醬滷八角） 豌豆苗	奶油白菜 白苦瓜 豆腐
餐後水果： ①聖女小蕃茄三顆 ②草莓二顆 ③茂谷柑四分之一顆	**餐後水果**：睡前一・五小時，吃二分之一顆綠色奇異果（去皮）；其他水果禁食。

8 胰臟癌轉移肝臟、糖尿病　食物重健菜單

二〇一六年十一月一日起實施

※口罩四小時更換一次。

每日喝水量：一天共喝2000cc早晨空腹未刷牙前350cc水溫45℃（請參考《食物重健》第一冊P72-73水量表）

午晚餐飯水分離（早餐不用）：飯前一小時開始不喝水，飯後一小時再喝水，飯中不喝湯、水，其餘時間要注意飲水量，睡前三小時勿再飲水。

※以下主食皆可吃到飽（餐與餐中間餓時，再吃主食及配菜），餐後水果請依順序吃。

星期	一	二	三	四	五	六	日
早餐	**主食：**麥片（大燕麥片即沖即溶），以100℃熱開水燜泡約五分鐘即可食。加四分之一（咖啡湯匙）的秋薑黃粉，先與乾麥片拌勻再沖泡熱開水。 **餐後水果：**①聖女小蕃茄八顆 ②百香果一顆 ③巨峰葡萄二顆						
	※亞培安素（原味無糖），每日一至二瓶，可分多次喝，每次一至二口。（與早餐隔一小時） ※早上九點，新鮮白木耳三分之一朵，切碎放入砂鍋加水煮軟後，熄火燜十分鐘後吃，不可調味。一種煮成一天份(一碗)，一星期吃三天（周一、三、五）。						

午餐配菜

主食： 糙米二分之一，紫糙米二分之一。加四分之一（咖啡湯匙）的秋薑黃粉拌飯吃。青江菜（＋薑）、紅莧菜、節瓜（去皮）。（一周吃二次）；綠苦瓜、奶油白菜。（一周吃三次）；其他季節菜，一周輪流吃。

※午晚餐菜可不分，餓了就吃。

午餐配菜
皇宮菜、地瓜葉、秋葵
油菜（去花）、綠苦瓜、牛蕃茄（去皮）
青江菜（＋薑）、大小黃瓜、A菜
綠花椰、紅莧菜、水蓮菜
絲瓜、大陸妹、空心菜
青江菜（＋薑）、紅莧菜、地瓜葉
長年菜（割菜）、紅莧菜、奶油白菜

餐後水果： ①火龍果六分之一顆 ②芭樂四分之一顆（去皮去籽） ③聖女小蕃茄五顆

晚餐配菜

晚餐配菜
豆包一至二片（醬滷八角）、紅鳳菜、水蓮菜
川七、葫瓜、豌豆苗、奶油白菜
黑木耳（醬滷八角）、節瓜（去皮）、水蓮菜
長豆、小白菜、青椒、綠苦瓜
皇宮菜、地瓜葉、白莧菜、節瓜（去皮）
牛蒡（醬滷八角）、高麗菜、奶油白菜
菠菜、茄子、紅甜椒、綠苦瓜

餐後水果： 睡前一小時，吃一顆綠色奇異果（去皮）；其他水果禁食。

9 缺乏蛋白質貧血、血小板下降、血壓偏低 食物重健菜單 二〇一六年十一月一日起實施

※口罩四小時更換一次。

每日喝水量：一天共喝2000cc早晨空腹未刷牙前350cc水溫45℃（請參考《食物重健》第一冊 P72-73水量表）

※月經來時，老薑約二分之一手掌大，去皮切片，水約蓋過老薑十公分，煮滾後再加黑糖煮開，早、午各喝一碗，喝至月經結束。

午晚餐飯水分離（早餐不用）：飯前一小時開始不喝水，飯後一小時再喝水，飯中不喝湯、水，其餘時間要注意飲水量，睡前三小時勿再飲水。

※以下主食皆可吃到飽（餐與餐中間餓時，再吃主食及配菜），餐後水果請依順序吃。

星期	一	二	三	四	五	六	日
早餐	**主食：**麥片（大燕麥片即沖即溶），以100℃熱開水燜泡約五分鐘即可食。加松子八顆、夏威夷果一顆、腰果一顆、核桃一顆。加三（咖啡湯匙）的紅豆粉，先與乾麥片拌勻再沖泡熱開水。 水煮蛋：只吃蛋白，不吃蛋黃，每周七次（周一至周日），一次二顆。 **餐後水果：**①酪梨二分之一顆 ②榴槤一小條 ③藍莓十顆						
	※亞培安素（原味無糖），每日一至二瓶，可分多次喝，每次一至二口。（與早餐隔一小時） ※早上九點，新鮮白木耳三分之一朵，切碎放入砂鍋加水煮軟後，再放入新鮮百合三分之一朵，熄火燜十分鐘後吃，不可調味。二種煮成一天份（一碗），一星期吃四天。						

午餐配菜	晚餐配菜
主食：紫糙米三分之一，白米三分之二。 牛蒡（醬滷八角）、紅莧菜、紅甜椒、海帶（芽）。（一周吃二次）； 紅鳳菜、茄子。（一周吃三次）；其他季節菜，一周輪流吃。	
皇宮菜 金針 秋葵	牛蒡（醬滷八角） 紅鳳菜 水蓮菜
油菜（去花） 綠苦瓜 紅甜椒	川七 葫瓜 豌豆苗 海帶（芽）
青江菜（＋薑） 大小黃瓜 茄子	黑木耳（醬滷八角） 紅鳳菜 豆腐
綠花椰 紅莧菜 綠豆芽	長豆 小白菜 青椒 紅鳳菜
絲瓜 大陸妹 空心菜	皇宮菜 地瓜葉 白莧菜 茄子
紅莧菜 皇宮菜 昆布	牛蒡（醬滷八角） 高麗菜 四季豆
長年菜（割菜） 紅鳳菜 海帶（芽）	菠菜 茄子 紅甜椒 蓮藕
餐後水果：①釋迦二分之一顆 ②柿子一顆 ③紅色葡萄五顆	**餐後水果：**睡前一・五小時，吃紅色葡萄五顆；其他水果禁食。

10 肝血管腫瘤、脖子甲狀腺腫瘤、類風濕性關節炎 **食物重健菜單** 二〇一六年十一月一日起實施

※口罩四小時更換一次。

每日喝水量：一天共喝2000cc早晨空腹未刷牙前350cc水溫45℃（請參考《食物重健》第一冊P72-73水量表）

午晚餐飯水分離（早餐不用）：飯前一小時開始不喝水，飯後一小時再喝水，飯中不喝湯、水，其餘時間要注意飲水量，睡前三小時勿再飲水。

※以下主食皆可吃到飽（餐與餐中間餓時，再吃主食及配菜），餐後水果請依順序吃。

<table>
<tr><th>星期</th><th>一</th><th>二</th><th>三</th><th>四</th><th>五</th><th>六</th><th>日</th></tr>
<tr><td rowspan="2">早餐</td><td colspan="7">主食：麥片（大燕麥片即沖即溶），以100℃熱開水燜泡約五分鐘即可食。
加三分之一（咖啡湯匙）的秋薑黃粉，先與乾麥片拌勻再沖泡熱開水。
餐後水果：①藍莓十顆
②巨峰葡萄五顆
③蘋果二分之一顆</td></tr>
<tr><td colspan="7">※亞培安素（原味無糖），每日一至二瓶，可分多次喝，每次一至二口。
（與早餐隔一小時）</td></tr>
</table>

午餐配菜

主食：糙米二分之一，紫糙米二分之一。加三分之一（咖啡湯匙）的秋薑黃粉拌飯吃。

紅莧菜、青椒、紅甜椒、茄子、佛手瓜。（一周吃二次）；

芥蘭菜（＋薑）、皇宮菜。（一周吃三次）；其他季節菜，一周輪流吃。

午餐配菜
皇宮菜　芥蘭菜（＋薑）　秋葵
油菜（去花）　綠苦瓜　紅甜椒
青江菜（＋薑）　大小黃瓜　綠豆芽
綠花椰　紅莧菜　水蓮菜
絲瓜　大陸妹　空心菜
紅莧菜　芥蘭菜（＋薑）　地瓜葉
長年菜（割菜）　青椒　佛手瓜

餐後水果：①蘋果二分之一顆
②新鮮無花果一顆
③芭樂四分之一顆（去皮去籽）

晚餐配菜

晚餐配菜
豆包一至二片（醬滷八角）　紅鳳菜　蓮藕
川七　葫瓜　豌豆苗　茄子
黑木耳（醬滷八角）　芥蘭菜（＋薑）　豆腐
長豆　小白菜　青椒　佛手瓜
皇宮菜　地瓜葉　白莧菜　芥蘭菜（＋薑）
牛蒡（醬滷八角）　高麗菜　金針
菠菜　茄子　紅甜椒　皇宮菜

餐後水果：睡前一小時，吃一・五顆綠色奇異果（去皮）；其他水果禁食。

11 乳癌、淋巴癌、B肝帶原 食物重健菜單 二〇一六年十一月一日起實施

※口罩四小時更換一次。

每日喝水量：一天共喝2000cc早晨空腹未刷牙前350cc水溫45℃（請參考《食物重健》第一冊 P72-73水量表）

※冬天必須要補品，冬補：十一月至二月底，紅棗一顆，黑棗一顆，東洋蔘二分之一片，以200cc熱開水沖泡，可回沖，當水喝。

午晚餐飯水分離（早餐不用）：飯前一小時開始不喝水，飯後一小時再喝水，飯中不喝湯、水，其餘時間要注意飲水量，睡前三小時勿再飲水。

※以下主食皆可吃到飽（餐與餐中間餓時，再吃主食及配菜），餐後水果請依順序吃。

星期	一	二	三	四	五	六	日
早餐	**主食**：麥片（大燕麥片即沖即溶），以100℃熱開水燜泡約五分鐘即可食。加一點五（咖啡湯匙）的秋薑黃粉，先與乾麥片拌勻再沖泡熱開水。 **餐後水果**：①聖女小蕃茄五顆 ②巨峰葡萄三顆 ③蘋果二分之一顆						
	※亞培安素（原味無糖），每日一至二瓶，可分多次喝，每次一至二口。（與早餐隔一小時） ※早上九點，新鮮白木耳三分之一朵，切碎放入砂鍋加水煮軟後，再放入新鮮百合三分之一朵，熄火燜十分鐘後吃，不可調味。二種煮成一天份（一碗），一星期吃三天（周一、三、五）。						

午餐配菜

主食：紫糙米三分之一，白米三分之二。加一（咖啡湯匙）的秋薑黃粉拌飯吃。

青江菜（＋薑）、山蘇（＋薑）、空心菜。（一周吃二次）；

皇宮菜、綠苦瓜。（一周吃三次）；其他季節菜，一周輪流吃。

皇宮菜	地瓜葉	秋葵
油菜（去花）	綠苦瓜	空心菜
青江菜（＋薑）	大小黃瓜	金針
綠花椰	紅鳳菜	水蓮菜
絲瓜	大陸妹	空心菜
青江菜（＋薑）	皇宮菜	地瓜葉
長年菜（割菜）	紅莧菜	綠豆芽

餐後水果：①美濃瓜（香瓜）六分之一顆

②蘋果二分之一顆

③櫻桃二顆

晚餐配菜

豆包一至二片（醬滷八角）	紅鳳菜	山蘇（＋薑）	
川七	葫瓜	豌豆苗	蓮藕
黑木耳（醬滷八角）	山蘇（＋薑）	水蓮菜	
小白菜	青椒	綠苦瓜	牛蕃茄（去皮）
皇宮菜	地瓜葉	白莧菜	豆腐
牛蒡（醬滷八角）	小松菜	佛手瓜	
菠菜	茄子	紅甜椒	綠苦瓜

餐後水果：睡前一小時，吃一顆綠色奇異果（去皮）；其他水果禁食。

12 紅斑性狼瘡、重症肌無力、骨質疏鬆 食物重健菜單 二〇一六年十一月一日起實施

※口罩四小時更換一次。

每日喝水量：一天共喝2000cc早晨空腹未刷牙前350cc水溫45℃（請參考《食物重健》第一冊P72-73水量表）

冬補：十一月至二月底，紅棗一顆，東洋蔘二分之一片，枸杞三顆，以250cc熱開水沖泡，可回沖，當水喝。

午晚餐飯水分離（早餐不用）：飯前一小時開始不喝水，飯後一小時再喝水，飯中不喝湯、水，其餘時間要注意飲水量，睡前三小時勿再飲水。

※以下主食皆可吃到飽（餐與餐中間餓時，再吃主食及配菜），餐後水果請依順序吃。

星期	一	二	三	四	五	六	日
早餐	**主食：**麥片（大燕麥片即沖即溶），以100℃熱開水燜泡約五分鐘即可食。加松子六顆、腰果一顆、南瓜子十顆、核桃一顆。加一・五（咖啡湯匙）的秋薑黃粉，先與乾麥片拌勻再沖泡熱開水。 另一（咖啡湯匙）的黑芝麻粉，直接放入口中。 **餐後水果：**①芭樂二分之一顆（去皮去籽）②酪梨二分之一顆 ③聖女小蕃茄三顆 ※亞培安素（原味無糖），每日一至二瓶，可分多次喝，每次一至二口。（與早餐隔一小時） ※早上九點，新鮮白木耳三分之一朵，切碎放入砂鍋加水煮軟後，再放入新鮮百合三分之一朵，熄火燜十分鐘後吃，不可調味。二種煮成一天份（一碗），一星期吃三天（周一、三、五）。						

午餐配菜

主食：糙米三分之一，紫糙米三分之一，胚芽米三分之一。加一（咖啡湯匙）的秋薑黃粉拌飯吃。

皇宮菜。（一周吃二次）；

芥蘭菜（＋薑）、小松菜、地瓜葉。（一周吃三次）；其他季節菜，一周輪流吃。

皇宮菜	小松菜	秋葵
油菜（去花）	綠苦瓜	芹菜
青江菜（＋薑）	大小黃瓜	A菜
綠花椰	紅鳳菜	水蓮菜
大陸妹	空心菜	牛蕃茄（去皮）
長年菜（割菜）	紅莧菜	金針

餐後水果：①芭樂二分之一顆（去皮去籽）
②火龍果六分之一顆
③藍莓十顆

晚餐配菜

豆包一至二片（醬滷八角）	芥蘭菜（＋薑）	水蓮菜	
川七	葫瓜	豌豆苗	地瓜葉
黑木耳（醬滷八角）	芥蘭菜（＋薑）	豆腐	
長豆	小白菜	青椒	綠豆芽
小松菜	白莧菜	地瓜葉	蓮藕
牛蒡（醬滷八角）	高麗菜	四季豆	
菠菜	茄子	紅甜椒	小松菜

餐後水果：睡前一・五小時，吃蘋果二分之一（去皮）；其他水果禁食。

13 心臟衰竭、心律不整、胸悶心悸胸口壓迫、四肢會麻 食物重健菜單 二〇一六年十一月一日起實施

※口罩四小時更換一次。

每日喝水量：一天共喝2000cc早晨空腹未刷牙前350cc水溫45℃（請參考《食物重健》第一冊P72-73水量表）

冬補：十一月至二月底，龍眼乾一顆，東洋蔘二分之一片，枸杞五顆，以250cc熱開水沖泡，可回沖，當水喝。

午晚餐飯水分離（早餐不用）：飯前一小時開始不喝水，飯後一小時再喝水，飯中不喝湯、水，其餘時間要注意飲水量，睡前三小時勿再飲水。

※以下主食皆可吃到飽（餐與餐中間餓時，再吃主食及配菜），餐後水果請依順序吃。

星期	一	二	三	四	五	六	日
早餐	**主食：**麥片（大燕麥片即沖即溶），以100℃熱開水燜泡約五分鐘即可食。加一（咖啡湯匙）的秋薑黃粉，先與乾麥片拌勻再沖泡熱開水。 **餐後水果：**①百香果一顆 ②聖女小蕃茄十顆 ③芭樂二分之一顆（去皮去籽）						
	※早上九點，新鮮黑木耳約手掌大，前一晚先洗淨泡純水冷藏，烹煮前再洗淨撕片，放入陶瓷碗，加150cc純水，以瓷碟蓋好，蒸熟後吃，不可調味。每周六次（周一至六）。						

午餐配菜

主食：糙米三分之一，紫糙米三分之一，白米三分之一。加二分之一（咖啡湯匙）的秋薑黃粉拌飯吃。

茄子、九層塔、大黃瓜。（一周吃二次）；

菠菜、秋葵、西洋芹、牛蕃茄（去皮）、綠豆芽。（一周吃三次）；其他季節菜，一周輪流吃。

午餐配菜	晚餐配菜
菠菜 地瓜葉 秋葵	豆豆包一至二片 （醬滷八角） 紅鳳菜 牛蕃 （去皮）
油菜 （去花） 綠苦瓜 茄子 九層塔	川七 葫瓜 綠豆芽 九層塔
青江菜 （+薑） 大小黃瓜 牛蕃茄 （去皮）	黑木耳 （醬滷八角） 西洋芹 水蓮菜
綠花椰 西洋芹 綠豆芽	長豆 小白菜 青椒 秋葵
絲瓜 大陸妹 空心菜	菠菜 牛蕃茄 （去皮） 白莧菜 大黃瓜
A菜 皇宮菜 地瓜葉	綠豆芽 高麗菜 四季豆 金針
長年菜 （割菜） 紅莧菜 西洋芹	菠菜 茄子 九層塔 紅甜椒 秋葵

餐後水果：①蘋果二分之一顆（去皮）②聖女小蕃茄六顆 ③新鮮無花果一顆（去皮）

晚餐配菜

餐後水果：睡前一小時，吃一顆綠色奇異果（去皮）；其他水果禁食。

14 肺腺癌、痛風、關節痛、糖尿病 食物重健菜單

二〇一六年十一月一日起實施

※口罩四小時更換一次。

每日喝水量：一天共喝2000cc早晨空腹未刷牙前350cc水溫45℃（請參考《食物重健》第一冊P72-73水量表）

冬補：十一月至二月底，東洋蔘二分之一片，枸杞三顆，以200cc熱開水沖泡，可回沖，當水喝。

午晚餐飯水分離（早餐不用）：飯前一小時開始不喝水，飯後一小時再喝水，飯中不喝湯、水，其餘時間要注意飲水量，睡前三小時勿再飲水。

※以下主食皆可吃到飽（餐與餐中間餓時，再吃主食及配菜），餐後水果請依順序吃。

星期	一	二	三	四	五	六	日
早餐	**主食：**麥片（大燕麥片即沖即溶），以100℃熱開水燜泡約五分鐘即可食。加松子五顆。加一・五（咖啡湯匙）的秋薑黃粉，先與乾麥片拌勻再沖泡熱開水。 水煮蛋：只吃蛋白，不吃蛋黃，每周三次（周一、三、五），一次一顆。 **餐後水果：**①芭樂二分之一顆（去皮去籽）②火龍果六分之一顆 ③酪梨三分之一顆 ※亞培安素（原味無糖），每日一至二瓶，可分多次喝，每次一至二口。（與早餐隔一小時） ※早上九點，新鮮白木耳三分之一朵，切碎放入砂鍋加水煮軟後，再放入新鮮百合三分之一朵，熄火燜十分鐘後吃，不可調味。二種煮成一天份（一碗），一星期吃六天（周一至六），每周吃。						

午餐配菜

主食：糙米三分之一，紫糙米三分之一，胚芽米三分之一。加二瓣生蒜，用陶瓷刀切細末，配飯菜吃。

川七（＋薑）、紅莧菜、紅鳳菜、綠花椰。（一周吃二次）；

皇宮菜、小松菜、茄子、九層塔。（一周吃三次）；其他季節菜，一周輪流吃。

1	皇宮菜 地瓜葉 秋葵
2	油菜（去花） 綠苦瓜 茄子 九層塔
3	青江菜（＋薑） 大小黃瓜 蓮藕
4	綠花椰 紅鳳菜 水蓮菜
5	大陸妹 空心菜 川七（＋薑）
6	綠花椰 皇宮菜 金針
7	長年菜（割菜） 紅莧菜 A菜

餐後水果：①蘋果四分之一顆（去皮）②藍莓十顆 ③聖女小蕃茄六顆

晚餐配菜

1	豆包一至二片（醬滷八角） 紅鳳菜
2	川七（＋薑） 昆布 豌豆苗 小松菜
3	黑木耳（醬滷八角） 紅莧菜 茄子 九層塔
4	長豆 小白菜 青椒 小松菜
5	皇宮菜 綠豆芽 白莧菜 茄子
6	牛蒡（醬滷八角） 高麗菜 四季豆
7	菠菜 茄子 九層塔 紅甜椒 小松菜

餐後水果：睡前一小時，吃二分之一顆綠色奇異果（去皮）；其他水果禁食。

15 原發性顫抖、腦視丘不正常放電、蕁麻疹 食物重健菜單 二〇一六年十一月一日起實施

※口罩四小時更換一次。

每日喝水量：一天共喝2000cc早晨空腹未刷牙前350cc水溫45℃（請參考《食物重健》第一冊P72-73水量表）

冬補：十一月至二月底，紅棗一顆，黑棗一顆，東洋蔘二分之一片，以250cc熱開水沖泡，可回沖，當水喝。

午晚餐飯水分離（早餐不用）：飯前一小時開始不喝水，飯後一小時再喝水，飯中不喝湯、水，其餘時間要注意飲水量，睡前三小時勿再飲水。

※以下主食皆可吃到飽（餐與餐中間餓時，再吃主食及配菜），餐後水果請依順序吃。

星期	一	二	三	四	五	六	日
早餐	**主食：**麥片（大燕麥片即沖即溶），以100℃熱開水燜泡約五分鐘即可食。加胡桃一顆、核桃二分之一顆、松子三顆、腰果一顆。加一・五（咖啡湯匙）的秋薑黃粉，先與乾麥片拌勻再沖泡熱開水。 **餐後水果：**①蘋果二分之一顆（去皮） ②芭樂二分之一顆（去皮去籽） ③藍莓十顆						
	※早餐後一小時，一（陶瓷湯匙）的麻芛粉，以100℃熱開水沖泡250cc喝。 ※早上九點，新鮮白木耳三分之一朵，切碎放入砂鍋加水煮軟後，再放入新鮮百合三分之一朵，熄火燜十分鐘後吃，不可調味。二種煮成一天份（一碗），一星期吃四天（周一、三、五、日）。						

午餐配菜

主食：糙米三分之一，紫糙米三分之一，白米三分之一。加一（咖啡湯匙）的秋薑黃粉拌飯吃。

小松菜。（一周吃二次）；

芥蘭菜（＋薑）、皇宮菜、地瓜葉、紅甜椒、蓮藕、金針。（一周吃三次）；其他季節菜，一周輪流吃。

皇宮菜	地瓜葉	秋葵	芥蘭菜（＋薑）
油菜（去花）	綠苦瓜	紅甜椒	
青江菜（＋薑）	大小黃瓜	A菜	
綠花椰	水蓮菜	龍鬚菜	
芥蘭菜（＋薑）	大陸妹	空心菜	
小松菜	皇宮菜	地瓜葉	
長年菜（割菜）	蓮藕	綠豆芽	

餐後水果：①酪梨二分之一顆
②芭樂二分之一顆（去皮去籽）
③蓮霧二分之一顆（去皮）

晚餐配菜

豆包一至二片（醬滷八角）	蓮藕	白花椰菜	
川七	葫瓜	豌豆苗	小松菜
黑木耳（醬滷八角）	蓮藕	芥蘭菜（＋薑）	
金針	小白菜	青椒	紅甜椒
皇宮菜	地瓜葉	白莧菜	金針
牛蒡（醬滷八角）	高麗菜	四季豆	
紅甜椒	豆腐	金針	茼蒿

餐後水果：睡前一・五小時，吃二分之一顆蘋果（去皮）；其他水果禁食。

16 會陰惡性腫瘤、A型肝炎帶原者、猛爆肝炎 食物重健菜單 二〇一六年十一月一日起實施

※口罩四小時更換一次。

每日喝水量：一天共喝2000cc早晨空腹未刷牙前350cc水溫45℃（請參考《食物重健》第一冊P72-73水量表）

冬補：十一月至二月底，紅棗一顆，黑棗一顆，龍眼乾一顆，東洋蔘三分之一片，以300cc熱開水沖泡，可回沖，當水喝。

午晚餐飯水分離（早餐不用）：飯前一小時開始不喝水，飯後一小時再喝水，飯中不喝湯、水，其餘時間要注意飲水量，睡前三小時勿再飲水。

※以下主食皆可吃到飽（餐與餐中間餓時，再吃主食及配菜），餐後水果請依順序吃。

<table>
<tr><th>星期</th><th>一</th><th>二</th><th>三</th><th>四</th><th>五</th><th>六</th><th>日</th></tr>
<tr><td rowspan="2">早餐</td><td colspan="7">主食：麥片（大燕麥片即沖即溶），以100℃熱開水燜泡約五分鐘即可食。加四分之一（咖啡湯匙）的秋薑黃粉，先與乾麥片拌勻再沖泡熱開水。
餐後水果：①巨峰葡萄六顆
②藍莓十顆
③百香果一顆</td></tr>
<tr><td colspan="7">※亞培安素（原味無糖），每日一至二瓶，可分多次喝，每次一至二口。（與早餐隔一小時）
※早上九點，新鮮黑木耳約手掌大，前一晚先洗淨泡純水冷藏，烹煮前再洗淨撕片，放入陶瓷碗，加150cc純水，以瓷碟蓋好，蒸熟後吃，不可調味。每周三次（周一、二、三）。</td></tr>
</table>

主食：紫糙米三分之一，白米三分之二。加四分之一（咖啡湯匙）的秋薑黃粉拌飯吃。
皇宮菜、空心菜、綠花椰。（一周吃二次）；
紅鳳菜、地瓜葉。（一周吃三次）；其他季節菜，一周輪流吃。

午餐配菜	晚餐配菜
皇宮菜、地瓜葉、秋葵	豆包一至二片（醬滷八角）、紅鳳菜、水蓮菜
油菜（去花）、綠苦瓜、空心菜	川七、葫瓜、豌豆苗、綠豆芽
青江菜（＋薑）、大小黃瓜、A菜	黑木耳（醬滷八角）、紅鳳菜、水蓮菜
綠花椰、紅鳳菜、水蓮菜	長豆、小白菜、青椒、海帶（芽）
絲瓜、大陸妹、空心菜	地瓜葉、白莧菜、綠花椰、金針
皇宮菜、地瓜葉、蓮藕	牛蒡（醬滷八角）、高麗菜、四季豆
長年菜（割菜）、紅莧菜、山苦瓜	菠菜、茄子、紅甜椒、豆腐

午餐**餐後水果**：①火龍果六分之一顆 ②蘋果二分之一顆（去皮） ③新鮮無花果一顆

晚餐**餐後水果**：睡前一小時，吃一・五顆綠色奇異果（去皮）；其他水果禁食。

17 直腸癌轉移肝癌、肺癌 食物重健菜單 二〇一六年十一月一日起實施

※口罩四小時更換一次。

每日喝水量：一天共喝2000cc早晨空腹未刷牙前350cc水溫45℃（請參考《食物重健》第一冊 P72-73水量表）

冬補：十一月至二月底，紅棗一顆，黑棗一顆，龍眼乾一顆，東洋蔘二分之一片，枸杞三顆，以200cc熱開水沖泡，可回沖，當水喝。

午晚餐飯水分離（早餐不用）：飯前一小時開始不喝水，飯後一小時再喝水，飯中不喝湯、水，其餘時間要注意飲水量，睡前三小時勿再飲水。

※以下主食皆可吃到飽（餐與餐中間餓時，再吃主食及配菜），餐後水果請依順序吃。

星期	一	二	三	四	五	六	日
早餐	**主食：**麥片（大燕麥片即沖即溶），以100℃熱開水燜泡約五分鐘即可食。加松子三顆。加一（咖啡湯匙）的秋薑黃粉，先與乾麥片拌勻再沖泡熱開水。 **餐後水果：**①新鮮無花果一顆（去皮） ②火龍果六分之一顆 ③藍莓十顆 ※亞培安素（原味無糖），每日一至二瓶，可分多次喝，每次一至二口。（與早餐隔一小時） ※早上九點，新鮮黑木耳約手掌大，前一晚先洗淨泡純水冷藏，烹煮前再洗淨撕片，放入陶瓷碗，加150cc純水，以瓷碟蓋好，蒸熟後吃，不可調味。每周二次（周一、二）。 ※早上九點，新鮮白木耳三分之一朵，切碎放入砂鍋加水煮軟後，再放入新鮮百合三分之一朵，熄火燜十分鐘後吃，不可調味。二種煮成一天份（一碗），一星期吃三天（周三、四、五）。						

午餐配菜

主食：紫糙米三分之一，白米三分之二。加二分之一（咖啡湯匙）的秋薑黃粉拌飯吃。

季節菜，一周輪流吃。

皇宮菜	地瓜葉	秋葵
油菜（去花）	綠苦瓜	佛手瓜
青江菜（＋薑）	大小黃瓜	茼蒿
綠花椰	綠豆芽	西洋芹
絲瓜	大陸妹	空心菜
金針	海帶（芽）	豆腐
長年菜（割菜）	紅莧菜	山苦瓜

餐後水果：①聖女小蕃茄三顆 ②蘋果四分之一顆（去皮） ③黑紫葡萄四顆

晚餐配菜

豆包一至二片・（醬滷八角）	紅鳳菜	水蓮菜	
川七	葫瓜	豌豆苗	小松菜
黑木耳（醬滷八角）	龍鬚菜	山蘇（＋薑）	
長豆	小白菜	青椒	A菜
皇宮菜	地瓜葉	白莧菜	牛蕃茄（去皮）
牛蒡（醬滷八角）	高麗菜	四季豆	
菠菜	茄子	紅甜椒	蓮藕

餐後水果：睡前一小時，吃一顆綠色奇異果（去皮）；其他水果禁食。

18 胃癌、皮膚脫皮、子宮肌瘤 食物重健菜單 二〇一六年十一月一日起實施

※口罩四小時更換一次。

每日喝水量：一天共喝2000cc早晨空腹未刷牙前350cc水溫45℃（請參考《食物重健》第一冊 P72-73水量表）

※用二片老薑，100℃熱開水沖泡300cc，一天回沖。一周喝三次。

※冬補：十一月至二月底，紅棗一顆，黑棗一顆，東洋蔘二片，枸杞三顆，以300cc熱開水沖泡，可回沖，當水喝。

午晚餐飯水分離（早餐不用）：飯前一小時開始不喝水，飯後一小時再喝水，飯中不喝湯、水，其餘時間要注意飲水量，睡前三小時勿再飲水。

※以下主食皆可吃到飽（餐與餐中間餓時，再吃主食及配菜），餐後水果請依順序吃。

<table>
<tr><th>星期</th><th>一</th><th>二</th><th>三</th><th>四</th><th>五</th><th>六</th><th>日</th></tr>
<tr><td rowspan="2">早餐</td><td colspan="7">主食：麥片（大燕麥片即沖即溶），以100℃熱開水燜泡約五分鐘即可食。加松子三顆、杏仁二顆。
加二點五（咖啡湯匙）的秋薑黃粉，先與乾麥片拌勻再沖泡熱開水。
餐後水果：①火龍果六分之一顆　②巨峰葡萄四顆　③美濃瓜（香瓜）六分之一顆</td></tr>
<tr><td colspan="7">※亞培安素（原味無糖），每日一至二瓶，可分多次喝，每次一至二口。（與早餐隔一小時）
※早餐後一小時，一（陶瓷湯匙）的麻芛粉，以100℃熱開水沖泡250cc喝。
※早上九點，新鮮百合三分之一朵，切碎放入砂鍋加水煮軟後，熄火燜十分鐘後吃，不可調味。一種煮成一天份（一碗），一星期吃三天（周一、二、三）。</td></tr>
</table>

午餐配菜

主食：紫糙米二分之一，白米二分之一。加一（咖啡湯匙）的秋薑黃粉拌飯吃。
川七（+薑）、水蓮菜、綠苦瓜、絲瓜。（一周吃二次）；
皇宮菜、地瓜葉、佛手瓜。（一周吃三次）；其他季節菜，一周輪流吃。

皇宮菜、地瓜葉、秋葵
川七（+薑）、綠苦瓜、佛手瓜
青江菜（+薑）、大小黃瓜、茼蒿
綠花椰、紅鳳菜、佛手瓜
川七（+薑）、大陸妹、空心菜
綠苦瓜、皇宮菜、地瓜葉
長年菜（割菜）、紅莧菜、金針

餐後水果：①藍莓十顆
②新鮮無花果一顆（去皮）
③芭樂四分之一顆（去皮去籽）

晚餐配菜

豆包一至二片（醬滷八角）、紅鳳菜、水蓮菜
油菜（去花）、葫瓜、豌豆苗、絲瓜
黑木耳（醬滷八角）、紅鳳菜、水蓮菜
長豆、小白菜、青椒、蓮藕
皇宮菜、地瓜葉、白莧菜、絲瓜
牛蒡（醬滷八角）、高麗菜、四季豆
菠菜、A菜、紅甜椒、佛手瓜

餐後水果：禁食。

19 耳鳴、飛蚊症、暈眩症、B肝、膝蓋退化、更年期 食物重健菜單 二〇一六年十一月一日起實施

※口罩四小時更換一次。

每日喝水量：一天共喝2000cc早晨空腹未刷牙前350cc水溫45℃（請參考《食物重健》第一冊P72-73水量表）

冬補：十一月至二月底，紅棗一顆，黑棗一顆，東洋蔘二分之一片，以300cc熱開水沖泡，可回沖，當水喝。

午晚餐飯水分離（早餐不用）：飯前一小時開始不喝水，飯後一小時再喝水，飯中不喝湯、水，其餘時間要注意飲水量，睡前三小時勿再飲水。

※以下主食皆可吃到飽（餐與餐中間餓時，再吃主食及配菜），餐後水果請依順序吃。

星期	一	二	三	四	五	六	日
早餐	**主食：**麥麥片(大燕麥片即沖即溶)，以100℃熱開水燜泡約五分鐘即可食。加腰果一顆、胡桃二分之一顆、核桃二分之一顆、松子三顆。加二分之一（咖啡湯匙）的秋薑黃粉，先與乾麥片拌勻再沖泡熱開水。 另一（小平匙／咖啡湯匙）的黑芝麻粉，直接放入口中。 **餐後水果：**①枇杷三顆 ②蘋果二分之一顆（去皮） ③藍莓十六顆 ※早上九點，新鮮黑木耳約手掌大，前一晚先洗淨泡純水冷藏，烹煮前再洗淨撕片，放入陶瓷碗，加150cc純水，以瓷碟蓋好，蒸熟後吃，不可調味。每周三次（周一、三、五）。						

午餐配菜	晚餐配菜
主食：紫糙米三分之一，胚芽米三分之一，白米三分之一。加二分之一（咖啡湯匙）的秋薑黃粉拌飯吃。 菠菜、綠花椰、海帶（芽）。（一周吃二次）； 芥蘭菜（＋薑）、小松菜、茄子、九層塔、昆布、蓮藕、金針。（一周吃三次）；其他季節菜，一周輪流吃。	
芥蘭菜（＋薑）、茄子、九層塔、蓮藕	金針、水蓮菜、白花椰菜
油菜（去花）、綠苦瓜、菠菜	川七、蓮藕、金針、海帶（芽）
青江菜（＋薑）、小黃瓜、昆布	黑木耳（醬滷八角）、紅鳳菜、小松菜
綠花椰、茄子、九層塔、小松菜	金針、小白菜、昆布
芥蘭菜（＋薑）、大陸妹、空心菜	地瓜葉、白莧菜、海帶（芽）
綠花椰、皇宮菜、蓮藕	小松菜、高麗菜、四季豆、昆布
長年菜（割菜）、芥蘭菜（＋薑）、紅莧菜	菠菜、茄子、九層塔、紅甜椒
餐後水果：①蘋果二分之一顆（去皮）②芭樂二分之一顆（去皮去籽）③黑色葡萄五顆	**餐後水果：**睡前一小時，吃二分之一顆綠色奇異果（去皮）；其他水果禁食。

20 長年頭痛、會喘、乾眼症 食物重健菜單

二〇一六年十一月一日起實施

※口罩四小時更換一次。

每日喝水量：一天共喝2000cc早晨空腹未刷牙前350cc水溫45℃（請參考《食物重健》第一冊P72-73水量表）

午晚餐飯水分離（早餐不用）：飯前一小時開始不喝水，飯後一小時再喝水，飯中不喝湯、水，其餘時間要注意飲水量，睡前三小時勿再飲水。

※以下主食皆可吃到飽（餐與餐中間餓時，再吃主食及配菜），餐後水果請依順序吃。

星期	早餐	
一、二、三、四、五、六、日	**主食：**麥片（大燕麥片即沖即溶），以100℃熱開水燜泡約五分鐘即可食。加松子六顆、核桃二分之一顆、胡桃二分之一顆、腰果一顆。加二分之一（咖啡湯匙）的秋薑黃粉，先與乾麥片拌勻再沖泡熱開水。 **餐後水果：**①木瓜（大）八分之一顆 ②藍莓十五顆 ③芭樂二分之一顆（去皮去籽）	※早上九點，新鮮白木耳三分之一朵，切碎放入砂鍋加水煮軟後，再放入新鮮百合三分之一朵，熄火燜十分鐘後吃，不可調味。二種煮成一天份（一碗），一星期吃三天（周一、三、五）。 ※每月初一、十五喝四神湯，一帖四神，以三碗水煮成二碗湯，勿加其他料，不可調味，早上九點、下午三點各喝一碗，不可吃料。

午餐配菜

主食：紫糙米三分之二，白米三分之一。加四分之一（咖啡湯匙）的秋薑黃粉拌飯吃。

綠花椰、綠豆芽。（一周吃二次）；

皇宮菜、秋葵、青椒、紅甜椒。（一周吃三次）；其他季節菜，一周輪流吃。

皇宮菜、綠豆芽、秋葵
油菜（去花）、綠苦瓜、青椒
青江菜（+薑）、大小黃瓜、A菜
綠花椰、海帶（芽）、昆布、山苦瓜
小松菜、大陸妹、空心菜
綠花椰、皇宮菜、地瓜葉
長年菜（割菜）、紅莧菜、青椒

餐後水果：①蘋果二分之一顆（去皮）②釋迦四分之一顆 ③櫻桃三顆

晚餐配菜

豆包一至二片（醬滷八角）、紅鳳菜、水蓮菜
川七、葫瓜、豌豆苗、紅甜椒
黑木耳（醬滷八角）、金針、白花椰菜
長豆、小白菜、青椒、秋葵
皇宮菜、綠豆芽、白莧菜、紅甜椒
牛蒡（醬滷八角）、高麗菜、四季豆
菠菜、茄子、紅甜椒、秋葵

餐後水果：睡前一小時，吃一顆綠色奇異果（去皮）；其他水果禁食。

自我健康備忘錄

國家圖書館出版品預行編目(CIP)資料

食物重健——上上醫的叮嚀 2／張燕著. -- 初版. -- 臺北市：
華品文創, 2016.11
368面；17×23公分. --（上上醫系列；2）
ISBN 978-986-93768-0-8（平裝）

1.食療 2.健康飲食

418.91 105018641

上上醫系列 02
食物重健——上上醫的叮嚀 2

作者： 張燕
採訪整理： 編輯部
總經理： 王承惠
總編輯： 陳秋玲
財務長： 江美慧
印務統籌： 張傳財
美術設計： 不倒翁視覺創意工作室
出版者： 華品文創出版股份有限公司
地址： 100 台北市中正區重慶南路一段57號13樓之1
讀者服務專線： (02)2331-7103
讀者服務傳真： (02)2331-6735
E-mail： service.ccpc@msa.hinet.net
部落格： http://blog.udn.com/CCPC
總經銷： 大和書報圖書股份有限公司
地址： 242新北市新莊區五工五路2號
電話： (02)8990-2588
傳真： (02)2299-7900
印刷： 卡樂彩色製版印刷有限公司
初版二刷： 2017年11月
定價： 新台幣480元
ISBN： 978-986-93768-0-8

C h i n e s e C r e a t i o n